Das Einfache Paleo-Diät-Kochbuch

Für Anfänger

365 Tage mit Köstlichen Rezepten für Gesundheit und Einen Vollwertigen Lebensstil

Doalt Hack

INHALT

PALEO 101

Die Paleo-Diät ist in den letzten Jahren unglaublich populär geworden, was viele Menschen zu der Annahme verleitet, dass es sich um eine neue Ernährungsweise handelt. In Wirklichkeit gibt es die Paleo-Diät schon seit fast vierzig Jahren.

Wie die Paleo-Diät zustande kam

Im Jahr 1975 veröffentlichte der Gastroenterologe Dr. Walter Voegtlin ein Buch mit dem Titel *Die Steinzeitdiät.* Darin dokumentierte er, wie er Patienten mit einer Diät behandelte, die den Ernährungsgewohnheiten der Menschen in der Altsteinzeit nachempfunden war. Die Diät sah den Verzehr großer Mengen tierischer Fette und Proteine und sehr geringer Mengen von Kohlenhydraten vor. Dr. Voegtlin berichtete, dass sich der Gesundheitszustand seiner Patienten, die an Krankheiten wie Morbus Crohn und Reizdarmsyndrom litten, durch die Einhaltung der Diät deutlich verbesserte.

Leider fand die *Steinzeitdiät* in der Öffentlichkeit keinen großen Anklang. Damals glaubte fast jeder, dass eine fett- und kalorienarme Ernährung die einzig gesunde Art sei, sich zu ernähren.

Eine alte Diät für moderne Zeiten

Zehn Jahre später veröffentlichten Dr. S. Boyd Eaton und Dr. Melvin Konner im *New England Journal of Medicine* eine Arbeit, die Dr. Voegtlins Forschungen untermauerte und die in der medizinischen Fachwelt und in den Medien große Beachtung fand. Die Popularität ihres Artikels über die paläolithische Ernährung führte zur Veröffentlichung ihres Buches *The Paleolithic Prescription: A Program of Diet & Exercise and a Design for Living.* Dieses Buch begründete die Grundsätze der meisten Varianten der Paleo-Diät, denen die Menschen heute folgen.

Das Buch erklärt, wie sich unsere paläolithischen Vorfahren ernährt haben und warum diese Ernährungsweise so gesund war. Das Wichtigste, was die Autoren erreicht haben, war, die antike Ernährung für die heutige Zeit nutzbar zu machen. Das Buch legte den Nährstoffgehalt der ursprünglichen altsteinzeitlichen Ernährung dar und zeigte den Lesern dann, wie sie dieses Nährstoffprofil mit modernen und weithin verfügbaren Lebensmitteln erreichen können. Es war ein anpassungsfähiger Weg, sich wie unsere Vorfahren zu ernähren, und es ebnete den Weg für das heutige Phänomen der Paleo-Diät.

Die Paleo-Diät für Sie, den modernen Höhlenbewohner

Es gibt heute mehrere Versionen der Paleo-Diät, die sich im Allgemeinen darin unterscheiden, wie streng sie sich an die Ernährungsgewohnheiten unserer paläolithischen Vorfahren halten. Die in diesem Buch beschriebene Paleo-Diät ist eine Version, die sich eng an die Ernährungsstruktur der altsteinzeitlichen Ernährung anlehnt, ohne unrealistisch, schwierig oder kompliziert zu sein. Sie werden von den Vorteilen der Paleo-Diät für Gesundheit und Gewichtsabnahme profitieren, ohne dass Sie Ihren gesamten Lebensstil umkrempeln oder Zeit mit der Suche nach exotischen Zutaten verbringen müssen. Sie werden eine Diät praktizieren, die in ihrem Ansatz moderat ist, aber Sie werden wahrscheinlich unglaubliche Ergebnisse sehen.

Was ist nicht auf Ihrem Paleo-Teller?

Die Paleo-Diät ist nicht nur aufgrund dessen, was Sie essen, wirksam, sondern auch aufgrund dessen, was Sie nicht essen. Die Änderung der Komponenten und Proportionen Ihrer Ernährung ist nur die Hälfte des Paleo-Plans. Die andere Hälfte besteht im Verzicht auf Lebensmittel, die den Stoffwechsel verlangsamen, Blutzuckerprobleme und Fettspeicherung fördern und die Verdauung verlangsamen können. Zu diesen weggelassenen Lebensmitteln gehören verarbeitete Lebensmittel, Alkohol, Getreide, Hülsenfrüchte und Zucker.

Verarbeitete Lebensmittel

Fast Food, Tiefkühlgerichte und im Laden gekaufte Süßigkeiten und Snacks sind kein Bestandteil der Paleo-Diät und sollten vermieden werden.

Körner

Getreide, einschließlich aller Brotsorten, Nudeln, Reis, Hafer und Gerste, sind landwirtschaftliche Produkte; Sie beginnen mit einer vorlandwirtschaftlichen Ernährung. Später in diesem Kapitel werden wir ausführlicher erklären, warum Getreide nicht erlaubt ist.

Hülsenfrüchte

Wie bei Getreide handelt es sich bei Hülsenfrüchten wie Bohnen, Erbsen, Soja und Sojaderivaten um landwirtschaftliche Erzeugnisse, die daher nicht verzehrt werden dürfen. Die spezifischen Gesundheitsrisiken, die diese Lebensmittel mit sich bringen, werden später in diesem Kapitel erläutert.

Zucker

Eine der bemerkenswertesten Eigenschaften der Paleo-Diät ist die Wirkung, die sie nicht nur auf die Senkung des Blutzuckerspiegels, sondern auch auf die Verringerung des Risikos für die Entwicklung von Diabetes und des metabolischen Syndroms haben kann. Das liegt zum Teil daran, dass bei der Paleo-Diät auf Zucker verzichtet wird. Es ist auch sehr wichtig, Zucker nicht durch künstliche Süßstoffe zu ersetzen. Sie können jedoch Honig in Maßen verwenden, da er wahrscheinlich ein Teil der Ernährung der Vorfahren war. Schokolade kann konsumiert werden, aber wählen Sie ungesüßte und dunkle Sorten.

Was ist auf Ihrem Paleo-Teller?

Fleisch, Eier und Meeresfrüchte

Aus dieser Lebensmittelgruppe beziehen Sie die meisten Ihrer Kalorien. Alle Arten von Fleisch, Fisch, Schalentieren, Weichtieren und Eiern sind erlaubt, aber es gibt einige Richtlinien für die Auswahl der richtigen Lebensmittel, um die besten Ergebnisse zu erzielen. Das Wichtigste ist, dass diese Lebensmittel von hoher Qualität sind und mit Paleo-geprüften Zutaten zubereitet werden.

Fette aus pflanzlichen Quellen

Zu diesen Quellen gehören Oliven und Olivenöl, Avocados (die zwar eine Frucht sind, aber als Fett dienen) sowie Nüsse und Samen. Da Butter ein Milchprodukt ist und die Gesundheit des Herzens nicht fördert, sollte sie beim Kochen oder Zubereiten von Speisen vermieden werden; verwenden Sie reines Olivenöl zum Kochen und Traubenkernöl oder natives Olivenöl extra für Rohkostdressings.

Nüsse und Saaten

Nüsse und Samen waren ein wichtiger Bestandteil der Ernährung in der Altsteinzeit. Alle Nüsse sind erlaubt, mit Ausnahme von Erdnüssen, die zu den Hülsenfrüchten gehören. Samen sind erlaubt, darunter Leinsamen, Sonnenblumenkerne, Kürbiskerne, Sesamsamen und andere. Wenn Ihnen der Gedanke, auf Nudeln und Reis zu verzichten, Angst macht, ist die gute Nachricht, dass Quinoa erlaubt ist. Quinoa ist nicht nur ein Samen, sondern auch ein hervorragender Ersatz für Reis, Nudeln, Hafer, Gerste und andere Getreideprodukte.

Obst und Gemüse

Die in der Paleo-Diät erlaubten Früchte sind diejenigen, die in der vorlandwirtschaftlichen Ära leicht verfügbar waren (gesammelt wurden). Zu diesen gesammelten Früchten gehören Beeren wie Preiselbeeren, Himbeeren, Erdbeeren und Heidelbeeren. Baumfrüchte sind ebenfalls eine wichtige Säule der Paleo-Diät; dazu gehören Zitrusfrüchte, Äpfel, Pfirsiche, Pflaumen, Kirschen, Nektarinen und Birnen.

Wählen Sie Gemüse, das in der Natur vorkommt. Dies schließt die meisten Wurzelgemüse wie Kartoffeln, Süßkartoffeln, Karotten und Pastinaken aus, schließt aber wildes Wurzelgemüse ein. Zu den Wildgemüsen gehören Salate und Blattgemüse, Tomaten, Paprika, Kürbis und Zucchini.

Gewürze

Einige Würzmittel sind erlaubt, aber es sollten nur solche verwendet werden, die weder Zucker noch eine der verbotenen Zutaten enthalten. Ketchup zum Beispiel ist nicht erlaubt; Senf hingegen wird aus Samen hergestellt und enthält normalerweise keinen Zuckerzusatz. Generell sollten Sie eher auf Kräuter und Gewürze zurückgreifen als auf Würzmittel.

Zu den erlaubten Getränken gehören reine Frucht- und Gemüsesäfte, die jedoch ungesüßt sein und in Maßen getrunken werden sollten. Wasser sollte Ihr Hauptgetränk sein. Tee und Kaffee sind in der Paleo-Diät erlaubt, solange Sie Mandelmilch statt Milch verwenden, um sie aufzuhellen. Alkohol sollte nur gelegentlich konsumiert werden, und wählen Sie immer glutenfreies Bier oder Apfelwein, wenn Sie etwas trinken möchten. In einigen Rezepten in diesem Buch werden Bio-Weine empfohlen, da sie keine Sulfite oder andere Zusatzstoffe enthalten.

EIER UND FRÜHSTÜCK

Paleo-Muffins

Es gibt einen Grund, warum Muffins ein beliebtes Frühstücksgebäck sind: Man kann sie einfach mitnehmen und loslegen. Doch was man an Bequemlichkeit gewinnt, verliert man in der Regel an gesundem Inhalt. Nicht so bei diesen Muffins. Sie sind leicht zuzubereiten und man kann sie für den Fall aufbewahren, dass man morgens auf dem Weg nach draußen noch etwas braucht. Mit diesen proteinreichen Muffins brauchen Sie sich keine Sorgen mehr um kohlenhydratreiche Muffins zu machen.

- 1 Teelöffel Oliven- oder Kokosnussöl
- ½ mittelgroße Zwiebel, gewürfelt
- 1 Tasse Brokkoli, fein gehackt
- ½ grüne Paprika, gewürfelt
- ½ rote Paprika, gewürfelt
- 8 große Eier
- Frisch gemahlener schwarzer Pfeffer, zum Abschmecken

1. Den Ofen auf 400 Grad vorheizen. Ein Muffinblech mit Öl einfetten. Das Gemüse in einer großen Schüssel mischen und gleichmäßig auf die Muffinförmchen verteilen.

2. Eier in einer großen Schüssel aufschlagen. Mit frisch gemahlenem schwarzen Pfeffer würzen. Die Mischung über das Gemüse in der Muffinform gießen.

3. 15 bis 20 Minuten backen, oder bis die Oberseite gebräunt ist. Mit einem Messer an den Rändern auflockern und vor dem Servieren abkühlen lassen.

Ergibt 1 Dutzend

Hausgemachte Frühstückspasteten

Obwohl Wurst technisch gesehen in die Paleo-Diät passt, kann es schwierig sein, eine Sorte zu finden, die nicht mit zusätzlichen Chemikalien und Füllstoffen versetzt ist. Da Sie diese Arten von Inhaltsstoffen vermeiden möchten, ist die Herstellung Ihrer eigenen Wurst der beste Weg, den Sie einschlagen können. Es ist auch gar nicht so schwierig, wie es sich anhört, und das Ergebnis ist es wert. Sie können die Gewürze ganz nach Ihrem persönlichen Geschmack anpassen.

- 1 Pfund Schweinehackfleisch
- 1 Teelöffel Knoblauchpulver
- 1 Teelöffel Paprika
- ½ Teelöffel gemahlener Salbei
- 1 Teelöffel Fenchelsamen
- ¼ Teelöffel Cayennepfeffer
- ¼ Teelöffel weißer Pfeffer
- 2 Esslöffel Oliven- oder Kokosnussöl
- Frisch gemahlener schwarzer Pfeffer, zum Abschmecken

1. Das Schweinefleisch mit den Gewürzen in einer großen Schüssel mit den Händen vermengen, bis alles gut vermischt ist.

2. Zu 8 bis 10 Patties formen. Eine mittelgroße Pfanne auf mittlerer Stufe erhitzen und das Öl hineingeben. Die Wurstpastetchen von beiden Seiten goldbraun braten (ca. 4 Minuten pro Seite) und darauf achten, dass das Innere nicht mehr rosa ist. Mit frisch gemahlenem schwarzen Pfeffer würzen.

3. Sofort servieren.

Für 4 Personen

Paleo-Western-Omelett

Eier sind die Klassiker unter den Paleo-Diät-Rezepten, und das aus gutem Grund. Sie enthalten viel Eiweiß sowie Vitamine und Mineralstoffe und sind das, was manche als "Superfood" bezeichnen würden. Noch besser ist, dass sie lächerlich einfach zu kochen sind. Dieses Rezept wurde ein wenig an die Paleo-Diät angepasst, aber Sie werden den Unterschied nicht bemerken, denn es ist super lecker.

- 3 große Eier
- 1 Esslöffel Olivenöl
- 2 Unzen minimal verarbeiteten, dick geschnittenen Schinken
- ¼ Tasse gehackte Paprika
- ¼ Tasse Zwiebel, gehackt
- ½ Tasse Spinat, fein gehackt
- Frisch gemahlener schwarzer Pfeffer, zum Abschmecken

1. Die Eier schaumig schlagen.

2. Öl in eine beschichtete Omelettpfanne geben und bei mittlerer Hitze erhitzen. Eier hinzufügen. Sobald sie zu stocken beginnen, den Schinken und das Gemüse hinzufügen und gleichmäßig verteilen.

3. Umklappen und fertig garen. Mit frisch gemahlenem schwarzen Pfeffer würzen. Wenn die Eier durchgebraten sind, auf einen Teller gleiten lassen und servieren.

Für 1 Person

Höhlenmensch French Toast

Auch wenn Sie denken, dass das Brot die wichtigste Zutat für French Toast ist, sollten Sie dieses Rezept trotzdem ausprobieren. Es besteht nur aus Eiern mit French Toast-Gewürzen, und es ist wirklich sehr lecker. Wenn Sie es einmal probiert haben, wird es wahrscheinlich eines Ihrer Lieblingsrezepte für die Paleo-Diät werden. Achten Sie darauf, dass Sie nur echten Ahornsirup verwenden, und nicht zu viel!

- 4 große Eier
- 1 Esslöffel Wasser
- 1 Teelöffel Vanilleextrakt
- 1 Teelöffel Zimt
- Eine Prise Muskatnuss
- 1 Esslöffel Kokosnussöl
- Reiner Ahornsirup zum Beträufeln

1. In einer kleinen Schüssel die Eier und das Wasser schaumig schlagen. Vanille, Zimt und Muskatnuss hinzugeben.

2. Eine antihaftbeschichtete Omelettpfanne auf mittlerer bis hoher Stufe erhitzen. Wenn sie heiß ist, Kokosnussöl hineingeben und die Pfanne schwenken, um sie zu beschichten.

3. Die Hälfte der Eimischung in die Pfanne geben und vor dem Wenden durchgaren lassen. Braten, bis sie auf beiden Seiten gebräunt sind.

Für 2 Personen

Paleo Huevos Rancheros

Diese beliebte Eierspeise wird normalerweise mit Maistortillas und Bohnen serviert, aber wenn Sie diese Version einmal probiert haben, werden Sie überrascht sein, wie lecker sie auch ohne diese kohlenhydratreichen Zusätze sein kann. Sie brauchen diese energiefressenden Kohlenhydrate nicht zum Frühstück! Dieses Gericht eignet sich auch hervorragend zum Brunch.

- 1 Esslöffel Oliven- oder Kokosnussöl
- 2 Knoblauchzehen, gehackt
- 1 rote Paprika, gewürfelt
- ½ kleine Zwiebel, gewürfelt
- 1 Jalapeño-Pfeffer, gehackt
- 2 große Eier
- Frisch gemahlener schwarzer Pfeffer, zum Abschmecken
- ½ Tasse zubereitete Salsa
- ½ mittlere Avocado, in Scheiben geschnitten

1. Öl in einer mittelgroßen Pfanne bei mittlerer Hitze erhitzen. Knoblauch, Paprika, Zwiebel und Jalapeño-Pfeffer hinzufügen und anbraten, bis sie weich sind. Die Eier hinzufügen und braten, bis das Eiweiß durchgebraten ist. Mit frisch gemahlenem schwarzen Pfeffer würzen.

2. Zum Servieren die Eier und das Gemüse mit Salsa und Avocado anrichten. Sofort servieren.

Für 1 Person

Klassisches französisches Omelett

Manche Gerichte müssen für den Paleo-Lebensstil angepasst werden, aber ein französisches Omelett ist eines, das perfekt passt. Nun, fast perfekt. In den meisten französischen Omeletts ist Käse enthalten. Wenn Sie es jedoch ohne Käse probieren, werden Sie feststellen, dass es genauso gut schmeckt. Es braucht vielleicht etwas Übung, um den perfekten visuellen Effekt zu erzielen, aber das Ergebnis ist so köstlich, dass es Ihnen nichts ausmacht, wenn Sie dafür üben müssen.

- 3 große Eier
- 1 Esslöffel Oliven- oder Kokosnussöl
- 2 Esslöffel gehackte frische Kräuter Ihrer Wahl
- Frisch gemahlener schwarzer Pfeffer, zum Abschmecken
- 2 Scheiben minimal verarbeiteter Schinken

1. Eier in einer Schüssel aufschlagen und beiseite stellen. Eine antihaftbeschichtete Pfanne bei mittlerer Hitze erhitzen und das Öl hinzufügen.

2. Eier hinzufügen, dann die Kräuter. Mit frisch gemahlenem schwarzen Pfeffer würzen. 1 Minute kochen lassen und den Schinken in die Mitte geben. Sobald die Eier zu kochen beginnen, beide Seiten in die Mitte klappen.

3. Auf einen Teller gleiten lassen und mit zusätzlichen Schinkenscheiben und Kräutern zum Garnieren servieren.

Für 1 Person

Bananen-Beeren-Pfannkuchen

Diese Pfannkuchen erhalten ihre natürliche Süße durch Beeren und Bananen. Das Rezept sieht Himbeeren vor, aber Sie können auch jede andere Beerenart verwenden. Beeren sind eine gute Wahl für die Paleo-Diät. Sie sind reich an Antioxidantien und verleihen jedem Gericht einen intensiven Geschmack und Süße.

- 6 Eiweiß, leicht angeschlagen
- 2 Bananen, püriert
- ⅓ Tasse Himbeeren, püriert
- 2 Esslöffel Mandelbutter
- ¼ Teelöffel Zimt

1. Eine Pfanne oder Grillplatte mit Kochspray besprühen. In einer großen Schüssel das Eiweiß, die Bananen, die Himbeeren und die Mandelbutter glatt rühren.

2. Gießen Sie den Teig in die Pfanne, wobei Sie für jeden Pfannkuchen ½ Tasse verwenden. 2 bis 3 Minuten warten, bevor die Pfannkuchen gewendet werden. Weitere 2 bis 3 Minuten backen, bis sie goldbraun sind. Mit Zimt und/oder frischem Obst bestreut servieren.

Für 2 Personen

Ballaststoffreicher Speck und Eier

Bei diesem klassischen, eiweißreichen Frühstück denken Sie wahrscheinlich nicht an Ballaststoffe, aber durch die Zugabe von geschreddertem Kohl wird es genau das. Dieses Frühstück macht Sie satt und hält Sie stundenlang satt - perfekt für einen anstrengenden Tag. Es eignet sich auch hervorragend als schnelles Mittag- oder Abendessen.

- 6 Scheiben ungehärteter, nitratfreier, dick geschnittener Speck
- 1 Esslöffel Oliven- oder Kokosnussöl
- 2 Tassen Kohl, zerkleinert
- Frisch gemahlener schwarzer Pfeffer, zum Abschmecken
- 4 große Eier

1. Speck auf ein Blech legen und den Grill auf hohe Stufe vorheizen. Den Speck unter den Grill legen und 5 bis 6 Minuten pro Seite grillen, bis er die gewünschte Knusprigkeit erreicht hat.

2. Das Öl in einer großen Pfanne erhitzen und den Kohl hinzufügen. Kochen, bis er weich, gebräunt und leicht knusprig ist. Mit Pfeffer würzen. Aus der Pfanne nehmen und auf zwei Tellern anrichten.

3. Die Eier in die Pfanne schlagen und bis zum gewünschten Gargrad kochen. Mit frisch gemahlenem schwarzen Pfeffer würzen. Zum Servieren die Eier auf dem Kohl anrichten und mit dem gebratenen Speck servieren.

Für 2 Personen

Italienische Frittata

Aufläufe sind Wohlfühlessen, und dieser ist keine Ausnahme. Ein köstliches Rezept für einen Brunch oder sogar ein faules Sonntagsfrühstück - eines der besten Paleo-Rezepte, die Sie finden können.

- 2 Esslöffel Olivenöl
- 1 kleine Zwiebel, gewürfelt
- 2 Knoblauchzehen, gehackt
- 1 Zucchini, gewürfelt
- 1 Pfund Spinat, grob zerkleinert

- 12 Kirschtomaten, geviertelt
- ½ Tasse schwarze Oliven
- Frisch gemahlener schwarzer Pfeffer, zum Abschmecken
- 12 große Eier

1. Den Ofen auf 375 Grad vorheizen.

2. In einer großen Sauteuse das Öl bei mittlerer bis hoher Hitze erhitzen. Die Zwiebeln und den Knoblauch hinzufügen und weich dünsten. Die Zucchini hinzufügen und ein paar Minuten weitergaren. Den Spinat hinzufügen, vermengen und kochen, bis er verwelkt ist. Die Pfanne vom Herd nehmen und die Tomaten und Oliven hinzufügen. Mit frisch gemahlenem schwarzen Pfeffer würzen.

3. In einer großen Schüssel die Eier schaumig schlagen.

4. Den Boden einer 8 x 13-Zoll-Auflaufform leicht mit Öl einpinseln. Das Gemüse in die Form geben. Die Eimischung darüber gießen und umrühren, um sie zu vermengen.

5. Eine Stunde lang backen, bis die Oberseite gebräunt und die Mitte durchgebacken ist. In Quadrate schneiden und servieren.

Für 6 Personen

Paläo-Granola

Herkömmliches Müsli eignet sich nicht für den Paleo-Plan: Es ist reich an Haferflocken, Zucker und anderen verarbeiteten oder kohlenhydratreichen Zutaten. Wenn du etwas anderes als Eier zum Frühstück möchtest, ist diese Version genau das Richtige. Es enthält Nüsse, Obst und Kokosnuss und lässt sich leicht zubereiten und aufbewahren - auch als schneller Snack.

- 1 Tasse rohe Pekannüsse
- 1 Tasse rohe Sonnenblumenkerne
- 1 Tasse rohe Walnüsse
- 1 Tasse rohe gehobelte Mandeln

- 1 Tasse rohe Kürbiskerne
- 1 Tasse ungesüßte Kokosnuss, zerkleinert
- 1 Tasse Medjool-Datteln, zerkleinert
- 1 Tasse Rosinen

1. Nüsse und Samen über Nacht in warmem Wasser einweichen, etwa 10 Stunden. Gut abtropfen lassen.

2. Die Nüsse und Samen gleichmäßig auf einem Backblech verteilen. Den Backofen auf die niedrigste Temperatur einstellen und das Backblech bei geöffneter Ofentür 10 Stunden lang trocknen lassen. Vollständig abkühlen lassen.

3. Nüsse und Samen hacken und mit der Kokosnuss, den Datteln und den Rosinen vermengen. Entweder als Snack oder mit ungesüßter Mandelmilch als Frühstücksmüsli servieren.

Für 8 Personen

Paleo Waffeln

Das ist zwar nichts, was man jeden Tag essen möchte, aber durch die Verwendung von Kokosnussmehl in diesen Waffeln können Sie sich ab und zu etwas gönnen, zu einem besonderen Anlass oder einfach nur als Wochenendvergnügen.

- ¼ Tasse Kokosnussmehl
- 4 große Eier
- 1 Esslöffel Kokosnussmilch
- 1 Esslöffel Zimt
- ¼ Teelöffel Muskatnuss
- ¼ Teelöffel Backpulver
- Reiner Ahornsirup

1. Ein Waffeleisen vorheizen. Alle Zutaten in einem Mixer oder mit der Hand in einer Schüssel pürieren. Den Teig in die Mitte des Waffeleisens gießen, sodass die gesamte Oberfläche bedeckt ist.

2. Backen, bis sich die Waffeln aus dem Eisen lösen. Sofort mit Ahornsirup servieren.

Für 2 Personen

Paläo-Spinat-Quiche

Herkömmliche Quiches sind in der Regel mit Käse gefüllt, aber in diesem schmackhaften Rezept werden Sie ihn nicht vermissen. Dieses Gericht eignet sich hervorragend für die Zubereitung am Vorabend, vor allem, wenn Sie den Ofen für das Abendessen bereits eingeschaltet haben.

- 1 Teelöffel Olivenöl, plus mehr zum Einfetten der Pfanne
- 1 Tasse gehackter frischer Spinat
- ½ Tasse gehackte rote Zwiebel
- ½ Teelöffel Salz
- ½ Teelöffel frisch gemahlener schwarzer Pfeffer
- ½ Teelöffel gemahlene Muskatnuss
- 8 große, geschlagene Eier
- ½ Tasse einfache Mandelmilch

1. Heizen Sie den Ofen auf 350 Grad vor. Fetten Sie eine 9-Zoll-Glaskuchenform ein.

2. In einer kleinen Pfanne das Olivenöl bei mittlerer Hitze erhitzen und den Spinat, die Zwiebel, das Salz, den Pfeffer und die Muskatnuss etwa 5 Minuten lang anbraten, oder bis die Zwiebeln glasig sind.

3. Die Eier und die Mandelmilch in einer kleinen Schüssel verrühren. Die Spinatmischung dazugeben, umrühren und in die Kuchenform gießen.

4. Die Quiche auf der mittleren Schiene 30 bis 40 Minuten backen, oder bis sie in der Mitte fest ist. Warm oder bei Zimmertemperatur servieren.

Für 4 bis 6 Personen

SANDWICHES UND WRAPS

Eiersalat-Salat-Wraps

Wenn Sie mit der Paleo-Diät beginnen, werden Sie feststellen, dass das Mittagessen die schwierigste Mahlzeit ist. Es erfordert ein wenig Kreativität, aber man kann trotzdem gut essen - zum Beispiel mit diesen Salat-Wraps. Sie sind gesund, herzhaft und köstlich und werden sicher zu einem Grundnahrungsmittel.

- 2 große hartgekochte Eier, geschält und gewürfelt
- 2 Esslöffel Mayonnaise mit Olivenöl
- 2 Esslöffel Relish oder gehackte Essiggurken
- Frisch gemahlener schwarzer Pfeffer, zum Abschmecken
- 2 große Salatblätter, z. B. Eisberg- oder Römersalat, intakt und nicht zerrissen
- Zitronensaft, zum Würzen

1. Gehackte Eier, Mayo und Relish in eine Schüssel geben und gründlich vermischen. Mit frisch gemahlenem schwarzen Pfeffer würzen.

2. Die Eiersalatmischung gleichmäßig auf die Salatblätter verteilen und einwickeln, aber nicht zu fest, da die Blätter nicht reißen sollen. Nach Belieben mit Zitronensaft abschmecken.

3. Sofort mit Babykarotten servieren - ein gesundes und sättigendes Mittagessen.

Für 2 Personen

Chinesische Hähnchen-Salat-Röllchen

Sie finden diese leckeren Häppchen auf der Speisekarte der meisten noblen chinesischen Restaurants, aber unsere wurden für eine Paleo-Diät angepasst. Sojasauce ist ein fermentiertes Lebensmittel, enthält viel Natrium und ist nicht besonders gesund. Wir haben sie durch Knoblauch und Tahinipaste ersetzt, um den Geschmack zu verbessern.

- 2 Tassen gekochtes Hühnerfleisch, zerkleinert
- ½ Tasse grüne Zwiebeln, in Scheiben geschnitten
- ½ Tasse Karotten, geraspelt
- ½ Tasse gehobelte Mandeln
- ¼ Tasse Koriander, gehackt
- Frisch gemahlener schwarzer Pfeffer, zum Abschmecken
- 2 Esslöffel Olivenöl
- 2 Esslöffel Sesamöl
- 2 Esslöffel Tahinpaste
- ½ Teelöffel gemahlener Ingwer
- ½ Teelöffel Knoblauch, gehackt
- Zitronensaft, zum Würzen
- Löffelsalatblätter, unversehrt und nicht zerrissen

1. Das zerkleinerte Hühnerfleisch, die Zwiebel, die Karotten, die Mandeln und den Koriander in einer Schüssel vermischen. Mit frisch gemahlenem schwarzen Pfeffer würzen.

2. In einer kleineren Schüssel die restlichen Zutaten zu einem würzigen Dressing verrühren.

3. Das Dressing unter die Hähnchenmischung heben. Nach Belieben mit Zitronensaft abschmecken. Die Hähnchenmischung zum Servieren in Salatblätter wickeln.

Für 4 Personen

Hähnchen-Avocado-Wraps

Avocados enthalten viel Fett, aber es ist das gute, herzgesunde Fett, das Sie sich ruhig gönnen können. Wählen Sie Avocados mit fester Schale, die bei Berührung leicht nachgibt. Lagern Sie Avocados bei Zimmertemperatur und lassen Sie sie bis zu einer Woche nachreifen. Sie können Avocados auch schälen und das Fruchtfleisch im Gefrierschrank aufbewahren, um es später für Guacamole zu verwenden.

- 2 Tassen gekochtes Hühnerfleisch, zerkleinert
- ½ Tasse Avocado, gewürfelt
- ½ Tasse Alfalfa-Sprossen
- ½ Tasse grüne Zwiebeln, gehackt
- ½ Tasse Walnüsse, gehackt
- ½ Tasse Basilikumblätter, gehackt
- Frisch gemahlener schwarzer Pfeffer, zum Abschmecken
- 2 Esslöffel Zitronensaft
- ½ Teelöffel Dill
- 1 Teelöffel Honig
- 4 Esslöffel Olivenöl
- Löffelsalatblätter, unversehrt und nicht zerrissen

1. Hähnchen, Avocado, Alfalfa-Sprossen, Frühlingszwiebeln, Walnüsse und Basilikumblätter in einer Schüssel mischen. Mit frisch gemahlenem schwarzen Pfeffer würzen.

2. In einer kleineren Schüssel den Zitronensaft, den Dill und den Honig verquirlen. Langsam das Olivenöl hinzufügen und verquirlen, bis es emulgiert und dick und cremig wird.

3. Das Zitronen-Dill-Dressing über die Hähnchenmischung gießen und durchmischen. Die Hähnchenmischung zum Servieren in Salatblätter füllen.

Für 4 Personen

Sloppy-Joe-Kohlrouladen

Die Verwendung von Rinderhackfleisch mit einem hohen Fettanteil macht dieses Gericht sehr sättigend. Die Zubereitung dieses Rezepts dauert nicht lange und ist ziemlich sättigend. Man könnte meinen, dass die Kohlwickel nicht passen, aber bei all dem Geschmack der Sloppy-Joe-Mischung werden Sie das Brötchen wahrscheinlich nicht einmal vermissen!

- 2 Esslöffel Olivenöl
- ½ Tasse Zwiebel, gewürfelt
- ½ Tasse grüne Paprika, gewürfelt
- 1 Pfund grasgefüttertes Rinderhackfleisch
- Frisch gemahlener schwarzer Pfeffer, zum Abschmecken
- 2 Tassen zuckerfreie Tomatensauce
- 1 Esslöffel Chilipulver
- Kohlkopf, Blätter unversehrt und nicht zerrissen

1. In einer großen Pfanne das Öl bei mittlerer bis hoher Hitze erhitzen. Zwiebeln und grüne Paprikaschoten hinzugeben und anbraten, bis sie weich sind.

2. Rinderhackfleisch hinzufügen und umrühren, bis es gebräunt ist. Mit frisch gemahlenem schwarzen Pfeffer würzen.

3. Tomatensauce und Chilipulver hinzufügen. 5 Minuten köcheln lassen oder bis das Rindfleisch durchgegart ist.

4. Zum Servieren die Sloppy-Joe-Mischung in die Krautwickel geben, dabei darauf achten, dass sie nicht zu voll sind.

Für 4 bis 6 Personen

Hähnchen-BLT

Wenn Sie während der Paleo-Diät auf der Suche nach Sandwiches sind, werden Sie in den meisten Fällen kein Glück haben. Das ist in Ordnung, denn Sie brauchen das Brot sowieso nicht. Was sollten Sie also essen? Nun, diese in der Pfanne angebratene Hähnchenbrust mit BLT-Zutaten ist ein guter Ersatz. Achten Sie darauf, dass Sie das beste Hähnchenfleisch kaufen, das Sie finden können - und wenn Sie eine gute Tomate bekommen, wird es noch besser.

- 2 Esslöffel Olivenöl
- 2 Hühnerbrüste
- Frisch gemahlener schwarzer Pfeffer, zum Abschmecken
- 4 große Salatblätter, intakt und nicht zerrissen
- Olivenöl-Mayonnaise, zum Servieren
- Zitronensaft, zum Würzen
- 1 Tomate, entkernt und gewürfelt
- 4 Scheiben ungehärteter, nitratfreier, dick geschnittener Speck, zerkrümelt

1. In einer großen Pfanne Öl auf mittlerer bis hoher Stufe erhitzen. Hähnchenbrüste hineingeben und anbraten, bis sie gebräunt sind. Umdrehen und fertig braten, damit das Hähnchen auf beiden Seiten braun und knusprig wird. Mit frisch gemahlenem schwarzen Pfeffer würzen.

2. Nach dem Abkühlen das Hähnchen in Streifen schneiden.

3. Jedes Salatblatt mit Mayo bestreichen, dabei darauf achten, dass der Salat nicht reißt. Das Hähnchen hinzufügen. Nach Belieben mit Zitronensaft würzen.

4. Jeweils mit Tomaten und Speck belegen und zum Servieren in die Wraps falten.

Für 2 Personen

Eiweißreiche getreidefreie Burger

Dieser Burger ohne Brötchen ist ein bisschen unordentlich und definitiv etwas, das Sie mit Messer und Gabel essen wollen, aber Sie werden froh sein, dass Sie es getan haben. Servieren Sie ihn mit Süßkartoffelpommes, wenn Sie möchten, obwohl der Burger allein schon sättigend genug ist. Bei so leckeren Burgern ist es ein Wunder, dass es noch Leute gibt, die sie mit Brötchen essen wollen!

- 8 Scheiben ungehärteter, nitratfreier, dick geschnittener Speck
- 8 große Eier
- Frisch gemahlener schwarzer Pfeffer, zum Abschmecken
- 1 Pfund grasgefüttertes Rinderhackfleisch
- 1 Teelöffel Knoblauchpulver
- 1 Teelöffel Zwiebelpulver

1. Eine große Pfanne auf mittlerer bis hoher Stufe erhitzen. Die Speckscheiben hinzufügen und knusprig braten. Aus der Pfanne nehmen.

2. Eier aufschlagen und einzeln in die Pfanne geben, so viele, wie hineinpassen, und von beiden Seiten braten, bis sie gar sind. Aus der Pfanne nehmen.

3. Rindfleisch mit Knoblauch- und Zwiebelpulver sowie Pfeffer würzen. In 4 Patties aufteilen. In einer separaten Pfanne jede Frikadelle braten, bis sie durchgebraten ist.

4. Zum Servieren den Burger auf ein Ei legen, mit zwei Scheiben Speck belegen und mit einem weiteren Ei abschließen. Am besten mit Messer und Gabel essen.

Für 4 Personen

SALATE UND DRESSINGS

Salat mit Walnüssen und Rüben

Rote Bete ist ein wertvolles Wurzelgemüse, das wenig gesättigte Fettsäuren und Cholesterin enthält und eine gute Quelle für Ballaststoffe und Vitamin C ist. Die meisten Menschen kennen Rote Bete jedoch nicht gut genug, um sie regelmäßig zu verwenden. Dieser Salat bietet eine schnelle und schmackhafte Möglichkeit, Rote Bete in den Speiseplan einzubauen.

- 4 mittelgroße rote Rüben, Stiele und Enden entfernt
- ⅓ Tasse Walnüsse, gehackt
- 2 Esslöffel Balsamico-Essig
- 2 Esslöffel Olivenöl
- Frisch gemahlener schwarzer Pfeffer, zum Abschmecken

1. Den Ofen auf 400 Grad F vorheizen. Jede Rübe in Folie einwickeln und auf ein Backblech legen. Im Ofen etwa eine Stunde lang rösten.

2. Die Rüben aus dem Ofen nehmen und abkühlen lassen. Sobald sie so weit abgekühlt sind, dass man sie anfassen kann, aus der Folie nehmen. Solange sie noch warm sind, die Haut der Rüben entfernen. Wir empfehlen Plastikhandschuhe, damit Sie sich nicht die Hände beschmutzen.

3. Rote Bete in große Stücke schneiden. In eine mittelgroße Schüssel geben und die restlichen Zutaten untermischen. Mit frisch gemahlenem schwarzen Pfeffer würzen. Die Rote Bete vor dem Servieren mit dem Dressing tränken.

Für 4 Personen

Pikanter Jakobsmuschel-Salat

Jakobsmuscheln sind eine hervorragende Alternative, die schnell und einfach zubereitet werden kann. Sie sind eine hervorragende Quelle für Vitamin B12, Zink, Magnesium, Selen und Phosphor, die vielen Menschen in ihrer Ernährung fehlen. Der Cayennepfeffer verleiht dem Gericht eine gewisse Schärfe, und die Jakobsmuscheln harmonieren sehr gut mit ihm.

- 2 große Handvoll gemischtes Grünzeug
- 1 rote Paprika, entkernt und in Streifen geschnitten
- 1 Avocado, gewürfelt
- Saft von 1 Zitrone
- 1 Teelöffel Dijon-Senf
- 1 Knoblauchzehe, gehackt
- 2 Teelöffel Cayennepfeffer
- Frisch gemahlener schwarzer Pfeffer, zum Abschmecken
- ½ Tasse plus 3 Esslöffel Olivenöl, aufgeteilt
- 1 Pfund kleine Jakobsmuscheln oder Lorbeermuscheln

1. Gemischtes Grün, Paprika und Avocado in einer großen Schüssel mischen. Beiseite stellen.

2. Für die Vinaigrette den Zitronensaft, Senf, Knoblauch, Cayennepfeffer und schwarzen Pfeffer verrühren. Nach und nach die ½ Tasse Olivenöl untermischen.

3. Die Jakobsmuscheln abspülen und vorsichtig trocken tupfen.

4. Eine Pfanne bei mittlerer Hitze erhitzen und die 3 Esslöffel Öl und die Jakobsmuscheln hineingeben. Etwa 2 Minuten auf jeder Seite braten, bis sie eine undurchsichtige weiße Farbe haben und gerade durchgebraten sind.

5. Kombinieren Sie die Jakobsmuscheln mit der Schüssel mit gemischtem Grün und Gemüse und geben Sie das Dressing darüber. Am besten servieren Sie das Gericht, wenn die Jakobsmuscheln noch warm sind.

Für 4 Personen

Scharfer Salat mit Huhn und Zucchini

Dieser warme Salat mit der einzigartigen Kombination aus Hähnchen und Zucchini ist einfach zuzubereiten. Ergänzen Sie die Zitronen-Knoblauch-Mayonnaise mit frischen Mandeln.

- 2 Pfund Hähnchenbrust, in Würfel geschnitten
- 3 Esslöffel Kokosnussöl
- 1 große Zwiebel, gewürfelt
- 5 Zucchinis, in Würfel geschnitten
- 1 Esslöffel getrockneter Oregano
- Frisch gemahlener schwarzer Pfeffer, zum Abschmecken
- 7 Esslöffel Mayonnaise mit Olivenöl
- Saft von 2 Zitronen
- 2 Knoblauchzehen, sehr fein gehackt
- 1 Kopf Römersalat, gewaschen und zerkleinert
- Geschnittene Mandeln, wahlweise

1. Die Hähnchenwürfel und das Kokosnussöl in einer großen Pfanne bei mittlerer bis hoher Hitze anbraten. Beiseite stellen.

2. In der gleichen Pfanne die Zwiebel hinzufügen und etwa 5 Minuten weich kochen.

3. Die Zucchiniwürfel und den Oregano hinzugeben und mit Pfeffer würzen. Kochen, bis die Zucchiniwürfel weich sind.

4. Mayonnaise, Zitronensaft und Knoblauch in einer kleinen Schüssel vermischen.

5. Das gekochte Hähnchen, die Zwiebel und die Zucchini zur Mayonnaise geben und gut umrühren.

6. Römersalat dazugeben, gut mischen und in Schüsseln servieren. Dieser warme Salat schmeckt köstlich mit einigen Mandeln.

Für 4 Personen

Süß-saurer Süßkartoffelsalat

Dieser Salat kombiniert eine einzigartige Geschmackskombination - von der Süße der Äpfel über die Säure des Zitronensafts bis hin zur Salzigkeit des Specks - und ist eine großartige Ergänzung zu jeder Grillparty und wird bei Ihrem nächsten Potluck-Dinner das Gesprächsthema der Stadt sein. Die Kartoffeln und Eier sorgen für eine weiche Konsistenz, während die Äpfel für eine knackige Überraschung sorgen und so eine ausgewogene Textur schaffen.

- 3 mittelgroße Süßkartoffeln, geschält und gewürfelt
- Wasser, um die Kartoffeln zu bedecken
- 5 Streifen ungehärteter, nitratfreier Speck, grob gewürfelt
- 4 Esslöffel Olivenöl
- 4 Esslöffel Mayonnaise mit Olivenöl
- 2 Esslöffel frischer Zitronensaft
- 1 Esslöffel gehackter Schnittlauch
- 1 Esslöffel Dijon-Senf
- Frisch gemahlener schwarzer Pfeffer, zum Abschmecken
- 3 hartgekochte Eier, zerkleinert
- 1 grüner Apfel, mit Schale in Stücke geschnitten

1. Die Süßkartoffelwürfel mit dem Wasser in einen großen Topf geben und bei mittlerer Hitze zum Kochen bringen. Kochen, bis sie weich sind.

2. In einer kleinen Pfanne den Speck knusprig braten. Beiseite stellen.

3. Für das Dressing Olivenöl, Mayonnaise, Zitronensaft, Schnittlauch und Senf in einer kleinen Schüssel verrühren. Nach Belieben frischen Pfeffer hinzufügen.

4. In einer großen Schüssel Kartoffeln, Eier, Speck und Äpfel vermengen und mit dem Dressing übergießen.

Für 4 bis 6 Personen

Knackiger Spinat-Salat mit hohem Proteingehalt

Dieser Salat ist einfach zuzubereiten und lässt sich gut transportieren. Beträufeln Sie die Äpfel einfach mit Zitronensaft, damit sie nicht braun werden, und warten Sie mit dem Anrichten des Salats bis kurz vor dem Servieren. Wenn das kein Beweis dafür ist, dass Paleo-Diät-Rezepte einfach und schnell zubereitet werden können, dann nicht. Verwenden Sie jede Apfelsorte, die Sie haben, oder sogar zwei verschiedene für eine geschmackliche Abwechslung.

- 6 Tassen fest verpackter Babyspinat
- 2 Äpfel Ihrer Wahl, entkernt und zerkleinert, ohne Schale
- ½ Tasse gehackte Walnüsse, geröstet
- Frisch gemahlener schwarzer Pfeffer, zum Abschmecken
- Olivenöl und Rotweinessig, zum Beträufeln

1. Den Spinat auf zwei Teller oder Schüsseln verteilen.

2. Mit den gehackten Äpfeln und Walnüssen belegen. Mit frisch gemahlenem schwarzen Pfeffer würzen. Mit Öl und Essig beträufeln und sofort servieren.

Für 2 Personen

Hähnchen-Fajita-Salat

Wer liebt sie nicht, die Fajitas? Leider passen sie nicht ganz in die Paleo-Diät, denn zu den Grundbestandteilen gehören Mehltortillas und jede Menge saure Sahne und Käse. Das heißt aber nicht, dass Sie Ihre Lust auf Fajitas nicht stillen können - Sie müssen nur ein bisschen kreativ sein.

- 2 Hühnerbrüste ohne Knochen und ohne Haut
- Frisch gemahlener schwarzer Pfeffer, zum Abschmecken
- 1 Esslöffel Olivenöl
- 1 Zwiebel, in Scheiben geschnitten
- 1 rote Paprika, in Scheiben geschnitten
- 1 grüne Paprika, in Scheiben geschnitten
- 1 gelbe Paprika, in Scheiben geschnitten
- 1 Teelöffel Chilipulver
- 2 Esslöffel Limettensaft
- 1 Tomate, entkernt und geviertelt
- je ½ Kopf Eisberg- und Römersalat
- 1 Avocado, entkernt und in Scheiben geschnitten
- 1 Tasse zubereitete Salsa

1. Einen Grill auf großer Flamme erhitzen. Mit Pfeffer würzen und die Hähnchenbrüste grillen, bis sie innen durchgebraten und außen schön verkohlt sind. Auf ein Schneidebrett legen und abkühlen lassen.

2. In einer großen, schweren Pfanne das Öl bei mittlerer bis hoher Hitze erhitzen. Zwiebeln und Paprika hinzufügen und braten, bis sie weich sind. Chilipulver und Limettensaft hinzufügen und köcheln lassen, bis die Flüssigkeit verdampft ist. Die Tomate hinzugeben.

3. Wenn das Huhn abgekühlt ist, in Scheiben schneiden.

4. Zum Anrichten den Salat auf zwei Teller verteilen, die Hälfte der Paprikamischung und die Hälfte des Hähnchens darauf geben. Mit frisch gemahlenem schwarzem Pfeffer würzen. Mit Avocadospalten und Salsa garnieren und bei gewünschter Temperatur servieren.

Für 2 Personen

Lachskonserven-Salat

Nur weil etwas aus der Dose kommt, heißt das nicht, dass es nicht lecker sein kann. Lachs ist oft schwer zu bekommen und noch schwieriger frisch zu halten. Wildlachs aus der Dose kann eine großartige Ergänzung zum Salat sein und ist das ganze Jahr über als günstige Quelle erhältlich. Dieses Rezept bietet eine komplette Mahlzeit mit einem unverwechselbaren Geschmack und ist sehr einfach zuzubereiten.

- 2 Dosen Wildlachs
- Saft von 2 Zitronen
- 5 bis 6 Esslöffel Olivenöl
- 2 gewürfelte Salatgurken, geschält oder ungeschält
- 1 Zwiebel, gewürfelt
- 1 große Tomate, gewürfelt
- 1 Avocado, entsteint und gewürfelt
- 2 Esslöffel frischer Dill, gehackt, wahlweise
- Salatblätter zum Servieren
- Frisch gemahlener schwarzer Pfeffer, zum Abschmecken

1. Die Flüssigkeit vom Dosenlachs abgießen, in eine Schüssel geben und mit einer Gabel gut zerdrücken.

2. Den Zitronensaft und das Olivenöl unter den Lachs mischen. Dann die Gurken, Zwiebeln, Tomaten und Avocado hinzufügen und erneut mischen. Nach Belieben Dill hinzufügen. Mit frisch gemahlenem schwarzen Pfeffer würzen. Auf kalten Salatblättern servieren.

Für 2 Personen

Kürbissalat

Wenn Sie auf der Suche nach einem einfachen und leichten Salat für den Herbst sind, ist dies eine gute Wahl. Wenn Sie kein großer Fan von Kürbis sind, können Sie stattdessen auch Butternusskürbis verwenden. Wenn Sie den Kürbis vor der Zubereitung dieses Salats rösten, erhält er einen süßen Geschmack, der einen tollen Kontrast zum Rucola bildet.

- 2 Esslöffel Oliven- oder Kokosnussöl
- 5 Tassen Kürbisfruchtfleisch oder Butternusskürbis, in ½-Zoll-Würfel geschnitten
- Frisch gemahlener schwarzer Pfeffer, zum Abschmecken
- 2 Esslöffel Orangensaft

- 1½ Esslöffel Walnussöl
- Saft von 1 Zitrone
- ½ Tasse geröstete Walnüsse
- 1 Pfund frischer Baby-Rucola
- ½ Tasse frische Beeren

1. Den Ofen auf 450 Grad vorheizen.

2. Das Öl in eine große Schüssel geben und mit den Kürbis- oder Butternusskürbiswürfeln vermischen. Pfeffer hinzufügen.

3. Die Würfel auf einem Backblech verteilen und etwa 15 Minuten rösten. Die Würfel umdrehen und weitere 15 Minuten rösten, bis sie weich sind. Bei Zimmertemperatur abkühlen lassen.

4. Den Orangensaft, das Walnussöl und den Zitronensaft in einer Schüssel mischen. Die Walnüsse und den Rucola hinzufügen und mit der Vinaigrette vermengen. Pfeffer hinzufügen.

5. Den gerösteten Kürbis mit den Beeren dazugeben und leicht durchschwenken.

Für 6 Personen

Hühnersalat mit Weintrauben

Geschreddertes Hühnerfleisch ist ein Grundnahrungsmittel in der Paleo-Diät. Es ist eiweißreich, schmackhaft und leicht zuzubereiten - halten Sie also immer etwas davon bereit. Eine einfache Möglichkeit, Hühnerfleisch in großen Mengen zuzubereiten, besteht darin, 4 bis 5 entbeinte Hühnerbrüste ohne Haut in einem langsamen Kocher mit einer kleinen Menge Flüssigkeit zu garen. Zerkleinern Sie das Hähnchen und stellen Sie es für schnelle Paleo-Mahlzeiten in den Kühlschrank. Dieser Hähnchensalat ist nur eine der vielen Verwendungsmöglichkeiten für zerkleinertes Hähnchenfleisch.

- 2 Tassen gekochtes Hühnerfleisch, zerkleinert
- ½ Tasse grüne Zwiebeln, gehackt
- ½ Tasse kernlose Weintrauben, halbiert
- ½ Tasse Staudensellerie, gehackt
- ½ Tasse Mandeln, gehobelt
- 2 große Eier
- 2 Esslöffel Zitronensaft
- 2 Teelöffel trockener Senf
- ½ Teelöffel Kardamom
- 1½ Tassen Traubenkernöl
- Frisch gemahlener schwarzer Pfeffer, zum Abschmecken
- 4 Tassen gemischtes Grünzeug

1. Das zerkleinerte Hühnerfleisch, die Frühlingszwiebeln, die Weintrauben, den Sellerie und die Mandeln in einer großen Schüssel mischen.

2. In einem Mixer die Eier, den Zitronensaft und die Gewürze mixen. Langsam das Öl in einem stetigen Strom hinzugeben und so lange mixen, bis die Mischung eindickt und emulgiert.

3. Die hausgemachte Mayonnaise unter die Hähnchenfleischmischung heben. Mit frisch gemahlenem schwarzen Pfeffer würzen.

4. Auf einem Bett aus Grünzeug servieren.

Für 4 Personen

Südwestlicher Salat mit zerkleinertem Huhn

Bei der Suche nach Rezepten für die Paleo-Diät stößt man auf viele Salate, vor allem, wenn man nach Mahlzeiten für die Mittagspause sucht. Sie werden feststellen, dass diese Salate anstelle der üblichen Croutons und des Käses mit Eiweiß und Gemüse angereichert sind, was zu einer sättigenden Variante dessen führt, was manche als Kaninchenfutter bezeichnen würden. Sie werden auch sehen, dass dieser Salat anstelle eines cremigen Dressings nur mit Salsa bestrichen wird - aber keine Sorge, er ist trotzdem köstlich.

- 2 gekochte Hühnerbrüste, zerkleinert
- 1 Tasse Salsa, geteilt
- ¼ Tasse Mayonnaise mit Olivenöl
- 6 Tassen gehackter Eisberg- und Römersalat
- ¼ Tasse schwarze Oliven, in Scheiben geschnitten
- 1 kleine rote Zwiebel, in dünne Scheiben geschnitten
- 1 Avocado, entkernt und in Scheiben geschnitten
- Frisch gemahlener schwarzer Pfeffer, zum Abschmecken

1. In einer mittelgroßen Schüssel das zerkleinerte Hühnerfleisch mit ½ Tasse Salsa und der Mayo mischen, bis alles gut vermischt ist.

2. Verteilen Sie den Salat auf zwei Teller oder Schalen. Jeweils die Hälfte der Hähnchenmischung, die Hälfte der Oliven, Zwiebeln und Avocado darauf verteilen. Mit frisch gemahlenem schwarzen Pfeffer würzen.

3. Mit der Hälfte der restlichen Salsa belegen und sofort servieren.

Für 2 Personen

SUPPEN UND EINTÖPFE

Klassischer Gazpacho

Wenn Sie noch nie Gazpacho gegessen haben, wissen Sie nicht, was Ihnen entgeht. Sie ist im Grunde eine kalte Suppe und eine erfrischende Vorspeise in der Sommerhitze, wenn man nichts Heißes möchte, aber keinen Salat mehr essen kann. Diese klassische Tomaten-Variante ist einfach, erfrischend und wird sicher zu einem Grundnahrungsmittel.

- 4 große, reife Tomaten, grob zerkleinert
- 1 kleine Zwiebel, gewürfelt
- 1 mittelgroße Gurke, geschält und in Stücke geschnitten
- 1 kleiner Strauß frische Petersilie
- 1 Knoblauchzehe, gehackt
- Saft von 1 Zitrone
- 1 Tasse eiskaltes Wasser
- Frisch gemahlener schwarzer Pfeffer, zum Abschmecken

1. Alle Zutaten in einen Mixer oder eine Küchenmaschine geben und verarbeiten, bis das Gemüse fein gehackt ist. Wenn Sie eine pürierte Suppe wünschen, mixen Sie weiter, bis die gewünschte Konsistenz erreicht ist. Mit frisch gemahlenem schwarzen Pfeffer würzen.

2. Mindestens 1 Stunde lang kühl stellen und kalt servieren.

Für 4 Personen

Gemüse-Rindfleisch-Suppe

Dies ist eine klassische Rindfleisch-Gemüsesuppe mit ein paar Gewürzen für zusätzlichen Geschmack. Verwenden Sie das Gemüse, das Sie gerade zur Hand haben, oder das, was Ihnen am besten schmeckt, um die Suppe an Ihren Geschmack anzupassen.

- 2 Esslöffel Oliven- oder Kokosnussöl
- 1 Zwiebel, gewürfelt
- 1 Pfund Rindergulaschfleisch aus Weidehaltung
- 2 Tassen hausgemachte Rinderbrühe
- 2 Stangen Staudensellerie, gewürfelt
- 4 mittelgroße Karotten, in Scheiben geschnitten
- 1 Pfund frischer Babyspinat
- 1 Esslöffel frische Petersilie, gehackt
- ½ Teelöffel Koriander
- ½ Teelöffel Knoblauchpulver
- ¼ Teelöffel gemahlener Majoran
- Frisch gemahlener schwarzer Pfeffer, zum Abschmecken
- Zitronensaft, zum Würzen

1. Erhitzen Sie einen großen holländischen Ofen bei mittlerer bis hoher Hitze.

2. Wenn die Pfanne heiß ist, das Öl und die Zwiebel hinzufügen. 3 Minuten kochen, bis die Zwiebeln leicht gebräunt sind.

3. Das Rindfleisch hinzufügen und 5 bis 6 Minuten anbraten, dabei gelegentlich umrühren.

4. Die Hitze auf mittlere bis niedrige Stufe herunterschalten und die restlichen Zutaten in den Topf geben. Mit frisch gemahlenem schwarzen Pfeffer würzen.

5. 35 bis 45 Minuten köcheln lassen, bis das Rindfleisch zart ist und auf der Zunge zergeht. Nach Belieben mit Zitronensaft abschmecken. Sofort servieren.

Für 4 bis 6 Personen

Gemüsesuppe mit Pfiff

Dies ist zwar kein vegetarisches Rezept, aber es ist reich an sättigendem, ballaststoffreichem Gemüse und viel Eiweiß. Frisches Gemüse eignet sich gut dafür, und Sie können es durch alles ersetzen, was Sie haben oder mögen - achten Sie nur darauf, dass Sie sich von stärkehaltigem Gemüse wie weißen Kartoffeln und Mais fernhalten.

- 4 Scheiben ungehärteter, nitratfreier, dick geschnittener Speck, gewürfelt
- 1 Zwiebel, gewürfelt
- 1 grüne Paprika, gewürfelt
- 2 mittelgroße Möhren, gewürfelt
- 2 Zucchini, gewürfelt
- ½ Kopf Weißkohl, zerkleinert
- 1 Pfund grasgefüttertes Rinderhackfleisch
- 1 Tasse Dosentomaten mit Saft
- 1 Esslöffel Chilipulver
- ½ Teelöffel Cayennepfeffer
- 2 Tassen Hühner- oder Rinderbrühe
- Frisch gemahlener schwarzer Pfeffer, zum Abschmecken

1. Einen großen Topf oder einen Dutch Oven bei mittlerer bis hoher Hitze erhitzen. Den Speck hinzufügen und knusprig braten.

2. Die Zwiebel und die Paprika hinzufügen und kochen, bis sie weich sind.

3. Karotten, Zucchini und Kohl hinzufügen und kochen, bis die Karotten leicht weich sind, etwa 5 Minuten.

4. Rinderhackfleisch zugeben und anbraten, dann Tomaten und Gewürze und schließlich Brühe zugeben. Zum Köcheln bringen.

5. Die Hitze reduzieren und köcheln lassen, bis die Karotten und das Rindfleisch gar sind. Mit frisch gemahlenem schwarzen Pfeffer würzen. Kochend heiß servieren.

Für 6 Personen

Samtige Kürbissuppe

Äpfel und Butternusskürbis ergänzen sich perfekt und sind im Herbst überall erhältlich. Braten Sie beide zusammen als Beilage zum Abendessen, und heben Sie genug für diese leckere Suppe auf. Butternusskürbis lässt sich gut in einer kühlen Speisekammer aufbewahren, aber Sie können auch gewürfelten Butternusskürbis zur späteren Verwendung einfrieren.

- 2 Esslöffel Oliven- oder Kokosnussöl
- 2 Tassen Butternusskürbis, geschält und gewürfelt
- 1 Tasse Äpfel, geschält, entkernt und geviertelt
- ½ Tasse Schalotten

- 4 Tassen Hühnerbrühe
- ½ Tasse Kokosnussmilch mit vollem Fettgehalt
- ½ Teelöffel Thymian
- Frisch gemahlener schwarzer Pfeffer, zum Abschmecken
- 2 Streifen ungehärteter, nitratfreier Speck, gekocht und zerbröckelt

1. Den Ofen auf 450 Grad vorheizen. Das Öl in der Mikrowelle erhitzen. Den Butternusskürbis, die Äpfel und die Schalotten auf einem Backblech verteilen. Das Oliven- oder Kokosnussöl darüber geben und alles gut durchschwenken. 15 bis 25 Minuten rösten, bis sie weich sind. Dabei häufig umrühren, damit die Schalotten nicht anbrennen.

2. Kürbis, Schalotten und Äpfel in einen Mixer oder eine Küchenmaschine geben und glatt pürieren. Die Mischung in einen Suppentopf geben und die Brühe, die Kokosmilch und den Thymian hinzufügen. Mit frisch gemahlenem schwarzen Pfeffer würzen. 20 Minuten lang köcheln lassen. Mit zerbröseltem Speck garnieren.

3. Kochend heiß servieren.

Für 6 Personen

Brokkoli-Creme-Suppe

Cremesuppen werden traditionell mit Mehl und Käse angedickt, aber püriertes Gemüse ist wirklich alles, was man braucht. Etwas Vollfett-Kokosmilch verleiht dieser Suppe eine luxuriöse Textur.

- 2 Esslöffel Oliven- oder Kokosnussöl
- ½ Tasse Zwiebel, gehackt
- 2 Tassen Brokkoli, gedünstet
- 2 Tassen Hühnerbrühe, aufgeteilt
- Frisch gemahlener schwarzer Pfeffer, zum Abschmecken

- ½ Tasse Kokosnussmilch mit vollem Fettgehalt
- 1 Teelöffel Thymian
- ½ Teelöffel Muskatnuss
- Zitronensaft, zum Würzen

1. Das Öl in einer Pfanne auf mittlerer Stufe erhitzen. Die Zwiebeln hinzufügen und anbraten, bis sie weich sind.

2. Zwiebeln, Brokkoli und ½ Tasse Hühnerbrühe in einen Mixer geben. Pürieren, bis alles glatt ist. Mit frisch gemahlenem schwarzen Pfeffer würzen.

3. Das Brokkolipüree in einen großen Topf geben und die restlichen Zutaten hinzufügen. 20 Minuten köcheln lassen, bis es durch ist. Nach Belieben mit Zitronensaft abschmecken. Sofort servieren.

Für 4 Personen

Herzhafter Paleo-Eintopf

Gibt es etwas Sättigenderes als eine große Schüssel Rindergulasch? Dieses Rezept wurde (wenn auch nur geringfügig) abgewandelt, damit es genau in den Plan passt und Sie nichts verpassen. Wenn Sie keine Rüben haben, können Sie genauso gut Süßkartoffeln verwenden.

- 4 Scheiben ungehärteter, nitratfreier Speck, gewürfelt
- 4 bis 6 Pfund Rinderbraten aus Weidehaltung, gewürfelt
- 1 kleine Zwiebel, fein gewürfelt
- 2 Knoblauchzehen, gehackt
- 2 große Möhren, gewürfelt
- 2 Rüben, gewürfelt
- 1 Tasse Tomaten, gewürfelt
- 1 Teelöffel getrockneter Thymian
- Frisch gemahlener schwarzer Pfeffer, zum Abschmecken
- 1 bis 2 Tassen Rinder- oder Hühnerbrühe

1. Einen großen Suppentopf erhitzen und den Speck hinzufügen. Braten, bis er fast knusprig ist, und das gewürfelte Rindfleisch hinzufügen. Von allen Seiten anbraten, bis es goldbraun ist.

2. Zwiebel und Knoblauch zugeben, kochen, bis beides weich ist, Karotten, Rüben, Tomaten und Thymian zugeben. 5 Minuten köcheln lassen. Mit frisch gemahlenem schwarzen Pfeffer würzen.

3. Brühe hinzufügen und zum Kochen bringen. Die Hitze reduzieren und 4 bis 5 Stunden bei niedriger Hitze köcheln lassen, oder bis das Rindfleisch zart ist, und servieren.

Für 4 bis 6 Personen

Scharfe südwestliche Hühnersuppe

Jede Kultur hat ihre eigene Version der Hühnersuppe - alle sind herzhaft und sättigend. Und Oma hatte Recht - Hühnersuppe enthält entzündungshemmende Eigenschaften, die laut dem University of Nebraska Medical Center Erkältungssymptome lindern können. Diese Hühnersuppe ist perfekt für die Paleo-Diät. Sie ist vollgestopft mit Hühnchen (für Eiweiß) und leckerem Gemüse.

- 2 Esslöffel Oliven- oder Kokosnussöl
- ½ Tasse Zwiebel, gehackt
- ½ Tasse rote Paprika, gehackt
- ½ Tasse Zucchini, gewürfelt
- 1 Teelöffel Knoblauch, gehackt
- 1 (8-Unzen) Dose geröstete, gehackte grüne Chilis
- 1 (14-Unzen) Dose gewürfelte Tomaten mit Chilis

- 4 Tassen Hühnerbrühe
- 2 Tassen gekochtes Hühnerfleisch, zerkleinert
- 2 Teelöffel Kreuzkümmel
- 2 Teelöffel Chilipulver
- ½ Teelöffel Cayennepfeffer
- Frisch gemahlener schwarzer Pfeffer, zum Abschmecken

1. Das Öl in einem großen Bratentopf erhitzen. Zwiebeln, Paprika, Zucchini und Knoblauch hinzufügen und weich kochen.

2. Die restlichen Zutaten hinzufügen und bis zum Siedepunkt erhitzen. Mit frisch gemahlenem schwarzen Pfeffer würzen. 30 Minuten köcheln lassen und servieren.

Für 4 Personen

Nicht die Minestrone Ihrer Großmutter

Die traditionelle Minestrone enthält Bohnen und Nudeln, aber diese Version ist eine kräftige Gemüsesuppe.

- 2 Esslöffel Oliven- oder Kokosnussöl
- 1 Pfund Rindergulaschfleisch aus Weidehaltung
- ¼ Tasse Zwiebel, gehackt
- ¼ Tasse Staudensellerie, gehackt
- 1 Teelöffel Knoblauch, gehackt
- 4 Tassen Rinderbrühe
- 1 (14-Unzen) Dose gewürfelte Tomaten, mit Saft

- 3 Möhren, geschält und in dünne Scheiben geschnitten
- ¼ Tasse Grünkohl oder Spinat, zerkleinert
- ¼ Tasse Brokkoli-Röschen
- ½ Tasse Zucchini Runden
- Frisch gemahlener schwarzer Pfeffer, zum Abschmecken

1. Das Öl in einem Suppentopf bei mittlerer Hitze erhitzen. Das Fleisch anbraten und die Zwiebeln, den Sellerie und den Knoblauch hinzugeben, bis das Gemüse weich ist.

2. Die restlichen Zutaten in den Suppentopf geben und die Hitze auf köcheln lassen. 20 bis 30 Minuten köcheln lassen. Mit frisch gemahlenem schwarzen Pfeffer würzen. Heiß servieren.

Für 4 Personen

HAUPTGERICHTE

Herzhafter Pilz-Hackbraten

Die Zutaten, die diesen Hackbraten zusammenhalten, sind nicht das, was man bei einem Hackbratenrezept erwarten würde. Eier und Pilze sind die Hauptzutaten, und wenn man sie mit Honig, Worcestershire-Sauce und Ketchup garniert, entsteht ein subtiler süßer und salziger Geschmack.

- 1 Esslöffel Oliven- oder Kokosnussöl
- 2 Tassen weiße Champignons, fein gehackt
- 2 Pfund grasgefüttertes Rinderhackfleisch
- 1 großes Ei
- 1 mittelgroße Zwiebel, fein gewürfelt
- 1 Teelöffel Chiliflocken
- 3 Teelöffel frischer Thymian, gehackt
- 1 Teelöffel frischer Oregano, gehackt
- 3 Knoblauchzehen, gehackt
- Frisch gemahlener schwarzer Pfeffer, zum Abschmecken
- ½ Tasse Ketchup
- 1 Esslöffel Honig, wahlweise
- ½ Esslöffel Worcestershire-Sauce, wahlweise

1. Den Ofen auf 350 Grad vorheizen.

2. Erhitzen Sie das Öl in einer mittelgroßen Pfanne, geben Sie die Pilze hinzu und braten Sie sie 2 bis 3 Minuten lang an, bis sie weich und gebräunt sind.

3. Fleisch, Ei, Zwiebel, Chilischote, Thymian, Oregano, Knoblauch und Pfeffer in einer großen Schüssel vermengen. Gut mischen. Die gekochten Pilze ebenfalls dazugeben und darauf achten, dass sie gleichmäßig verteilt sind.

4. In eine leicht gefettete Laibform geben und im Ofen etwa 15 Minuten backen.

5. In einer kleinen Schüssel Ketchup, Honig und Worcestershire-Sauce vermischen. Nach 15 Minuten Garzeit die Sauce über den Laib geben. Vor dem Servieren weitere 40 Minuten kochen lassen.

Für 6 Personen

Chili ohne Bohnen

Dieses Chili ist ein vollwertiges Gericht und kommt ohne Bohnen aus, die voller Phytate und Lektionen sein können. Im Gegensatz zu den meisten Chili-Rezepten ist dieses Rezept sehr mild und ergibt am Ende ein dickes und herzhaftes Ergebnis. Dieses Chili ist ein schnelles, einfach zuzubereitendes Gericht auf dem Herd, das sich hervorragend für einen verschneiten Winternachmittag vor dem Kamin eignet.

- 5 Pfund grasgefüttertes Rinderhackfleisch
- 1 Esslöffel Olivenöl und nach Bedarf weitere hinzufügen
- 6 Knoblauchzehen, gehackt
- 1 Zwiebel, fein gewürfelt
- 5 Stangen Staudensellerie, gewürfelt
- 5 Möhren, gehackt
- 4 Tassen Champignons, gewürfelt
- Frisch gemahlener schwarzer Pfeffer, zum Abschmecken
- 3 (28-Unzen) Dosen zerdrückte Tomaten
- 3 Lorbeerblätter
- 3 Thymianzweige
- 2 Esslöffel frische Petersilie, gehackt

1. Das Rinderhackfleisch in einer großen Pfanne anbraten. Bei Bedarf Öl hinzufügen.

2. Den Knoblauch in einem sehr großen Topf bei mittlerer Hitze in Olivenöl andünsten. Etwa 2 Minuten kochen, bis der Knoblauch aromatisch ist.

3. Zwiebel, Sellerie, Karotten und Pilze hinzufügen und gut umrühren. Weitere 5 bis 10 Minuten kochen, oder bis das Gemüse weich ist. Mit frisch gemahlenem schwarzen Pfeffer würzen.

4. Tomaten aus der Dose hinzufügen, dann das gekochte Hackfleisch. Gut umrühren. Lorbeerblätter, Thymian und Petersilie hinzugeben.

5. Mit Pfeffer abschmecken, die Hitze auf niedrige Stufe reduzieren und unter gelegentlichem Umrühren etwa 4 Stunden lang oder bis zum Eindicken köcheln lassen.

6. Sofort servieren.

Für 8 Personen

Mit Kräutern und Prosciutto gefülltes Steak

Prosciutto ist ein trockener Schinken italienischer Herkunft, der in sehr dünne Scheiben geschnitten wird. Er ist sehr salzig und hat einen angenehmen Fleischgeschmack. Dieses Rezept kombiniert die Aromen von Prosciutto, Kräutern und Gemüse zu einem der schmackhaftesten Steaks, die Sie je gegessen haben. Das gefüllte Steak ist einfacher zuzubereiten, als man denkt, und die Mühe lohnt sich.

- ¼ Tasse Olivenöl
- ¼ Tasse Bio-Rotwein
- 2 Knoblauchzehen, gehackt
- Frisch gemahlener schwarzer Pfeffer, zum Abschmecken
- 1 Flankensteak aus Weidehaltung oder ein anderes dickes Steak

- 6 Scheiben Prosciutto von guter Qualität
- 1 rote Paprika, gewürfelt
- 3 Esslöffel frische Petersilie, fein gehackt
- 12 frische Basilikumblätter, fein gehackt

1. In einer Schüssel, die groß genug für das Steak ist, das Olivenöl, den Wein, den Knoblauch und den Pfeffer vermengen. Vermischen Sie alles.

2. Das Steak mit dem Schmetterling so einschlagen, dass in der Mitte eine Naht entsteht.

3. Das Steak in die Marinade legen und etwa 1 bis 2 Stunden bei Raumtemperatur marinieren.

4. Den Ofen auf 350 Grad vorheizen.

5. Das Steak aus der Marinade nehmen und die restliche Marinade für später aufbewahren. Das Steak auflegen und mit Prosciutto, Paprika, 2 Esslöffeln Petersilie und drei Vierteln des Basilikums füllen. Mit frisch gemahlenem schwarzen Pfeffer würzen.

6. Legen Sie das Steak senkrecht vor sich hin und rollen Sie es fest auf. Eventuell brauchen Sie Schnüre, um die Rolle während des Garens geschlossen zu halten.

7. Auf ein Backblech legen, mit der restlichen Marinade bedecken und mit den restlichen Kräutern bestreuen.

8. In den vorgeheizten Ofen schieben und 30 Minuten backen lassen. Vor dem Servieren 10 Minuten ruhen lassen.

Für 3 Personen

Für 3 Personen

Portobello-Burger

Als Belag für diese Burger ist so gut wie alles möglich. Achten Sie darauf, ein mageres, aber nicht zu mageres Hackfleisch zu verwenden. Das Fleisch sollte ein wenig Fett enthalten, um den Geschmack zu verbessern. Die Portobello-Pilze als Brötchen sind eine gute Alternative zu Brot und haben einen einzigartigen Geschmack. Fügen Sie Ihr Lieblingsgemüse hinzu, so wie Sie es bei jedem anderen Burger auch tun würden. Avocados geben ebenfalls einen guten Geschmack.

- 3 Pfund grasgefüttertes Rinderhackfleisch
- 3 große Eier
- 2 Knoblauchzehen, gehackt
- Frisch gemahlener schwarzer Pfeffer, zum Abschmecken
- 8 bis 12 große Portobello-Pilze
- 2 Esslöffel Olivenöl

1. Rinderhackfleisch in eine Schüssel geben und mit den Eiern vermischen. Den Knoblauch hinzufügen und leicht pfeffern. 6 bis 8 Patties formen, die kleiner als die Pilzköpfe sind.

2. Auf den vorgeheizten Grill legen und von jeder Seite etwa 5 bis 7 Minuten grillen. Champignons abspülen und trocken tupfen. Die Stiele der Champignons entfernen.

3. Die Kappen mit Olivenöl bestreichen und dann mit Pfeffer würzen. Das Öl nicht zu lange einwirken lassen, damit die Pilze nicht matschig werden.

4. Auf den vorgeheizten Grill legen und auf jeder Seite etwa 5 bis 7 Minuten garen. Hamburger-Patty hinzufügen und nach Belieben belegen.

Für 4 bis 6 Personen

Pikantes Hähnchen mit Kräutersoße

Dies ist ein einfaches und leckeres Hähnchenrezept, bei dem das Huhn mit einer unglaublichen Mischung aus pikanten Gewürzen eingerieben und mit einer Sauce aus frischer Petersilie und Minze gekrönt wird. Das wichtigste Gewürz ist hier geräucherter Paprika, der aus getrockneten Paprikaschoten hergestellt wird und den Gerichten einen Hauch von Farbe und Geschmack verleiht.

- 2 Tassen frische Minzblätter
- 1 Tasse frische Blattpetersilie
- 6 Knoblauchzehen, grob zerkleinert
- 1 grüne Chilischote, entkernt und gehackt, wahlweise
- 2 Esslöffel Dijon-Senf
- 1 Teelöffel frisch gemahlener schwarzer Pfeffer, nach Geschmack

- 1 Tasse plus zusätzliches Olivenöl
- 2 Esslöffel geräucherter Paprika
- 2 Teelöffel Senfpulver
- 2 Teelöffel gemahlener Kreuzkümmel
- 2 Teelöffel gemahlene Fenchelsamen
- 4 Hühnerbrüste ohne Knochen

1. Für die Sauce Minze, Petersilie, Knoblauch und Chili in eine Küchenmaschine geben und grob hacken. Senf hinzufügen, mit Pfeffer würzen und erneut hacken.

2. Die 1 Tasse Olivenöl einträufeln, während die Küchenmaschine auf langsamen Betrieb eingestellt ist.

3. Für die Gewürzmischung Paprika, Senfpulver, Kreuzkümmel, Fenchel und schwarzen Pfeffer in einer Schüssel vermengen.

4. Die Hähnchenbrüste mit Öl einreiben, bevor sie mit der Gewürzmischung eingerieben werden.

5. Hähnchenbrüste in zusätzlichem Öl ca. 5 Minuten pro Seite braten, oder bis sie gut durchgebraten sind.

6. Das Hähnchen mit der frischen Kräutersauce servieren.

Für 4 Personen

Grünes Hühnerfleisch Masala

Dieses Rezept enthält zwar eine ganze Reihe von Zutaten, ist aber einfach und schnell zubereitet und dauert nicht länger als 30 Minuten. Ähnlich wie beim traditionellen Tikka Masala verleiht die Kombination indischer Gewürze diesem Gericht einen schönen und würzigen Geschmack. Sie können die Hähnchenschenkel auch durch Schweine- oder Rindfleisch ersetzen, um ebenso gute Ergebnisse zu erzielen.

- 1 Zwiebel, fein gewürfelt
- 3 Esslöffel Oliven- oder Kokosnussöl
- 2 Pfund Hähnchenschenkel ohne Haut und Knochen, in 1-Zoll-Stücke geschnitten
- 1½ Teelöffel Kurkuma
- ¼ Tasse Zitronensaft
- ½ Tasse Wasser oder Hühnerbrühe
- Kleiner Strauß frischer Minzblätter

- 2 Tassen frische Korianderblätter
- 1 Jalapeño-Schote, grob gehackt
- 4 Knoblauchzehen, gehackt
- ⅛ Teelöffel gemahlene Nelken
- ½ Teelöffel gemahlener Kardamom
- ½ Teelöffel Zimt
- 1 Tasse Kokosnussmilch mit vollem Fettgehalt
- Frisch gemahlener schwarzer Pfeffer, zum Abschmecken

1. In einer großen Pfanne bei mittlerer Hitze die Zwiebel mit dem Öl anbraten. Unter gelegentlichem Rühren etwa 5 Minuten kochen, bis die Zwiebel weich wird.

2. Hähnchenschenkel und Kurkuma in die Pfanne geben und unter gelegentlichem Rühren etwa 7 Minuten weitergaren.

3. Zitronensaft, Wasser oder Brühe, Minze, Koriander, Jalapeño und Knoblauch in einen Mixer oder eine Küchenmaschine geben und pürieren, bis ein glattes Püree entsteht.

4. Nachdem das Huhn etwa 7 Minuten gekocht hat, Nelken, Kardamom und Zimt hinzufügen. Etwa eine Minute lang kochen lassen.

5. Die Kokosmilch hinzugeben, mit frisch gemahlenem schwarzen Pfeffer abschmecken und das Kräuterpüree hinzufügen.

6. Bringen Sie alles zum Köcheln und lassen Sie es etwa 15 Minuten lang köcheln, bis das Hähnchen gut durchgegart und zart ist.

7.   Sofort servieren.

Für 4 Personen

Huhn mit Oliven, Knoblauch und Zitrone

Dies ist ein äußerst köstliches Rezept für Hähnchenschenkel, das schwarze Oliven, Knoblauch und Zitronensaft verwendet. Die Kombination dieser drei Zutaten, zusammen mit dem subtilen Hauch von Thymian, ergibt ein ausgezeichnetes Gericht, das zwar raffiniert aussieht, aber in Wirklichkeit einfach zuzubereiten ist und keine speziellen, schwer zu findenden Zutaten erfordert. Alles wird in einer einzigen Pfanne zubereitet, so dass die Reinigung danach schnell erledigt ist.

- ¼ Tasse Oliven- oder Kokosnussöl
- 8 Hähnchenschenkel, mit Knochen und Haut
- 3 kleine Zwiebeln, in dünne Scheiben geschnitten
- 3 Knoblauchzehen, gehackt und fast zu einer Paste zerdrückt
- Frisch gemahlener schwarzer Pfeffer, zum Abschmecken

- 1½ Tassen Hühnerbrühe
- 2 Esslöffel frischer Thymian, gehackt
- ½ Tasse Zitronensaft
- ½ Pfund schwarze Oliven, halbiert
- 2 Zitronen, in Scheiben geschnitten und entkernt

1. Den Ofen auf 350 Grad vorheizen.

2. Öl in einer großen, heißen Pfanne erhitzen und die Hähnchenteile darin anbraten. Das Hähnchen beiseite stellen.

3. Die Zwiebeln kochen, bis sie weich sind - etwa 3 Minuten - und dabei alle leckeren Hähnchenstücke aus der Pfanne kratzen.

4. Den Knoblauch hinzufügen und etwa eine Minute lang kochen. Mit Pfeffer würzen.

5. Hühnerbrühe, Thymian und Zitronensaft hinzufügen und die Hähnchenschenkel mit der Hautseite nach oben in die Pfanne legen.

6. Zum Köcheln bringen und dann die Pfanne zugedeckt für etwa 20 Minuten in den heißen Ofen stellen.

7. Deckel abnehmen und halbierte Oliven und Zitronenscheiben hinzufügen. Weitere 15 bis 20 Minuten backen, ohne Deckel.

8. Das Hähnchen mit der Knoblauch-Oliven-Zitronen-Sauce und einigen Zitronenscheiben servieren.

Für 4 Personen

Paleo-Huhn-Fajitas

Fajitas sind ein Klassiker der Tex-Mex-Küche, der sowohl bei Kindern als auch bei Erwachsenen beliebt ist. Sie lassen sich leicht in großen Mengen zubereiten und sind ein schnell zubereitetes Abendessen. In diesem Rezept kann das Steak auf einer Mais- oder Mehltortilla serviert werden, aber es ist genauso verlockend und Paleo-freundlich ohne sie.

- 3 Pfund Hühnerbrüste, in dünne Streifen geschnitten
- 3 grüne Paprikaschoten, in Scheiben geschnitten
- 3 Zwiebeln, in Scheiben geschnitten
- 2 Teelöffel Oregano
- 2 Teelöffel Chilipulver
- 2 Teelöffel Kreuzkümmel
- 2 Teelöffel Koriander
- 6 Knoblauchzehen, grob zerkleinert

- Saft von 5 Zitronen
- Frisch gemahlener schwarzer Pfeffer, zum Abschmecken
- 4 Esslöffel Oliven- oder Kokosnussöl
- Butterblattsalatblätter, unversehrt zum Servieren
- Belag nach Wahl: gewürfelte Tomaten, fermentierte Essiggurken, Sauerkraut, in Scheiben geschnittene Avocados, Salsa und/oder Guacamole

1. Hähnchen, Paprika, Zwiebeln, Gewürze, Knoblauch und Zitronensaft in eine Schüssel geben und vermengen. Mit frisch gemahlenem schwarzen Pfeffer würzen.

2. Bei vorzeitiger Zubereitung etwa 4 Stunden im Kühlschrank marinieren.

3. Eine große Pfanne auf mittlerer Stufe erhitzen und das Hähnchen mit dem Öl anbraten, bis es durchgebraten ist und die Zwiebeln und Paprika weich sind.

4. Geben Sie das heiße Hähnchen in eine große Schüssel und lassen Sie die Gäste ihre eigenen Fajitas auf Salatblättern mit ihren Lieblingsbelägen anrichten.

Für 5 Personen

Lammkoteletts mit Zitrone und Thymian gerieben

Zitrone und Thymian harmonieren sehr gut mit der Reichhaltigkeit von Lammfleisch, weshalb man diese drei Zutaten oft zusammen sieht. Diese Koteletts sind einfach und ein Gericht, das jedes sommerliche Grillfest beleben wird.

- 2 Esslöffel gehackter frischer Thymian
- Saft und Schale von 1 Zitrone
- ½ Tasse Olivenöl

- 6 Lammkoteletts
- Frisch gemahlener schwarzer Pfeffer, zum Abschmecken

1. Alle Zutaten in einen großen Gefrierbeutel geben und die Lammkoteletts gleichmäßig mit der Marinade bestreichen. Mindestens 1 Stunde, aber bis zu 24 Stunden kühl stellen und marinieren.

2. Wenn Sie bereit sind, heizen Sie den Grill bei mittlerer bis hoher Hitze vor. Auf beiden Seiten grillen, bis die Koteletts die gewünschte Temperatur erreicht haben.

3. Vor dem Servieren 10 bis 15 Minuten ruhen lassen.

Für 2 Personen

Gegrillte Lammkoteletts

Wenn Sie an einem heißen Sommerabend etwas anderes auf den Grill werfen möchten, warum versuchen Sie es nicht mit Lammkoteletts? Sie sind eine tolle Alternative zu den üblichen Hühnerbrüsten oder Steaks. Diese Version mit einer einfachen Marinade aus Knoblauch und Zitrone ist einfach zuzubereiten und super lecker.

- ¼ Tasse Olivenöl
- 2 Esslöffel Zitronensaft
- 3 Knoblauchzehen, gehackt
- 1 kleine Schalotte, gehackt
- 1 Teelöffel getrockneter Oregano
- Frisch gemahlener schwarzer Pfeffer, zum Abschmecken
- 6 Lammkoteletts

1. In einer kleinen Schüssel das Olivenöl, den Zitronensaft, den Knoblauch, die Schalotte und den Oregano vermischen. Mit frisch gemahlenem schwarzen Pfeffer würzen. Umrühren, bis alles gut vermischt ist.

2. Die Lammkoteletts und die Marinade in einen großen Gefrierbeutel geben und schütteln. Mindestens 1 Stunde, aber auch bis zu 24 Stunden kühl stellen.

3. Wenn Sie bereit sind, heizen Sie den Grill auf große Hitze vor. Die Koteletts etwa 5 Minuten pro Seite grillen. 10 Minuten ruhen lassen und servieren.

Für 2 Personen

Mediterrane Lamm-Burger

Wenn Sie auf der Suche nach einer köstlichen Alternative zu herkömmlichen Rindfleisch-Burgern sind, sollten Sie Lammhackfleisch probieren. Es passt gut zu der Minze in diesen Burgern. Servieren Sie sie mit einem griechischen Salat für eine vollständige Mahlzeit.

- 1 Pfund Lammhackfleisch
- 2 Knoblauchzehen, gehackt
- 1 Schalotte, gehackt
- 1 kleiner Strauß frische Minze, gehackt

- Salat, Tomatenscheiben, Gurkenscheiben zum Servieren
- Frisch gemahlener schwarzer Pfeffer, zum Abschmecken

1. Heizen Sie einen Gas- oder Holzkohlegrill auf mittlere bis hohe Hitze vor. Mischen Sie mit den Händen das Lammhackfleisch mit dem Knoblauch, der Schalotte und der Minze. Mit frisch gemahlenem schwarzen Pfeffer würzen. Zu 4 gleichgroßen Frikadellen formen.

2. Die Burger etwa 4 bis 5 Minuten pro Seite grillen, bis sie gar sind.

3. Servieren Sie es mit frischem Gemüse und einem griechischen Salat zu einem perfekten Sommergericht.

Für 4 Personen

Langsam gebratener Schweinebraten

Eines der besten Dinge an der Paleo-Diät ist, dass sie viele Ihrer Lieblingsspeisen enthält. (Okay, nicht alle, aber wer braucht schon Mac 'n' Cheese, wenn man diesen Schweinebraten essen kann?) Servieren Sie dazu einen grünen Salat mit Olivenöl, und Sie haben eine komplette und sättigende Mahlzeit, die Sie immer wieder zubereiten werden.

- 2 Esslöffel Olivenöl
- 4-Pfund-Schweinebraten
- 1 kleine Zwiebel, in Scheiben geschnitten
- 2 Knoblauchzehen, zerdrückt
- 2 Süßkartoffeln, geschält und gewürfelt

- 1 Tasse Tomaten, gewürfelt
- 1 Lorbeerblatt
- 2 Tassen Hühner- oder Rinderbrühe
- Frisch gemahlener schwarzer Pfeffer, zum Abschmecken

1. Den Ofen auf 325 Grad F vorheizen. In einem großen holländischen Ofen das Öl und den Schweinebraten hinzufügen. Anbraten, bis er von allen Seiten kräftig gebräunt ist. Herausnehmen und beiseite stellen.

2. Zwiebeln und Knoblauch in den Topf geben und kochen, bis sie weich sind. Süßkartoffeln, Tomaten, Lorbeerblatt und Brühe hinzugeben. Zum Kochen bringen und die Hitze auf ein Köcheln reduzieren. Mit frisch gemahlenem schwarzen Pfeffer würzen.

3. 2 Stunden köcheln lassen, dann den Ofen auf 250 Grad herunterschalten und weitergaren, bis der Braten zart ist, etwa 2 bis 3 weitere Stunden. Sofort servieren.

Für 4 bis 6 Personen

Schweinsbraten mit Ahornglasur und Süßkartoffeln

Natürlicher Ahornsirup enthält immer noch viel Zucker, aber er ist als gelegentliche Leckerei in der Paleo-Diät erlaubt. In diesem Rezept ergibt er eine köstliche Glasur für das Schweinefleisch und die Süßkartoffeln, die mit Orangensaft und Ingwer verfeinert wird.

- 2 Esslöffel Oliven- oder Kokosnussöl
- 1 Schweinerückenbraten ohne Knochen
- 2 Süßkartoffeln, geschält und gewürfelt
- ½ Tasse reiner Ahornsirup
- Schale und Saft von 1 Orange
- ½ Teelöffel Ingwer
- Frisch gemahlener schwarzer Pfeffer, zum Abschmecken

1. Das Öl in einer großen Pfanne erhitzen. Den Schweinebraten gleichmäßig anbraten, 7 bis 10 Minuten. Den Braten in einen Slow Cooker geben. Die Süßkartoffelwürfel hinzugeben.

2. Ahornsirup, Orangensaft und -schale sowie Ingwer in einer Schüssel mischen. Mit frisch gemahlenem schwarzen Pfeffer würzen. Diese Mischung über den Braten gießen. Den Slow Cooker auf niedrige Stufe stellen und 6 bis 8 Stunden garen.

3. Das Schweinefleisch mit den Süßkartoffeln als Beilage servieren.

Für 4 Personen

Gewürztes Pulled Pork

Pulled Pork ist in ganz Amerika ein beliebtes Abendessen. Es wird aus einer langsam gegarten Schweineschulter oder einem Schweinebraten zubereitet, wobei das zarte, gekochte Fleisch in Fetzen auseinandergezogen wird. Sowohl die Schweineschulter als auch der Schweinebraten sind preiswerte Fleischstücke und eine gute Möglichkeit, appetitliches Fleisch zu genießen, wenn man nur wenig Geld zur Verfügung hat - vor allem, wenn man große Gruppen verköstigen möchte.

- 3 Esslöffel geräucherter Paprika
- 1 Esslöffel Knoblauchpulver
- 1 Esslöffel trockener Senf
- 1 Schweineschulter oder Schweinebraten, etwa 5 bis 6 Pfund
- 1½ Tassen Apfelessig

- ½ Tasse Ketchup
- 1 Tasse Dijon-Senf
- 2 Knoblauchzehen, gehackt
- 1 Teelöffel Cayennepfeffer
- ½ Teelöffel frisch gemahlener schwarzer Pfeffer

1. Bereiten Sie das Trockenreiben vor, indem Sie Paprika, Knoblauchpulver und trockenen Senf in einer Schüssel vermengen.

2. Reiben Sie den Schweinebraten mit der Gewürzmischung ein und legen Sie ihn in den Kühlschrank, damit die Aromen mindestens 1 Stunde oder am besten über Nacht in das Fleisch eindringen können. Wenn Sie nur 1 oder 2 Stunden marinieren, lassen Sie den Braten bei Raumtemperatur stehen.

3. Den Ofen auf 300 Grad vorheizen.

4. Die marinierte Schweineschulter oder -keule auf einem Backblech für etwa 6 Stunden in den Ofen schieben, bis das Fleisch von der Gabel fällt.

5. Bereiten Sie die Soße zu, indem Sie Apfelessig, Ketchup, Dijon-Senf, Knoblauch, Cayennepfeffer und schwarzen Pfeffer in einem kleinen Topf oder einer Kasserolle vermischen.

6. Unter gelegentlichem Rühren sanft zum Kochen bringen und etwa 10 Minuten köcheln lassen.

7. Wenn der Schweinebraten fertig ist, aus dem Ofen nehmen und 10 Minuten abkühlen lassen.

8. Das Fleisch mit zwei Gabeln vom Braten lösen.

9. Kombinieren Sie die scharfe Sauce mit dem Pulled Pork und servieren Sie es mit Ihrer Lieblingsseite oder einem Salat.

Für 8 bis 10 Personen

Koriander-Schweinefleisch-Rührbraten

Koriander und Schweinefleisch passen sehr gut zusammen. Der gegen Ende hinzugefügte Limettensaft unterstützt den Koriander und verleiht ihm einen ganz besonderen Geschmack.

- 4 Knoblauchzehen, fein gehackt
- 1 Esslöffel Ingwer, fein gehackt
- ¼ Tasse Olivenöl
- 1 Bund Koriander, gehackt
- 1 Pfund zartes Schweinefleisch, in dünne Scheiben geschnitten
- 2 mittelgroße Zwiebeln, in dünne Scheiben geschnitten
- Frisch gemahlener schwarzer Pfeffer, zum Abschmecken
- 1 rote Paprika, in dünne Scheiben geschnitten
- Saft von 1 Limette

1. Knoblauch, Ingwer, Olivenöl und die Hälfte des Korianders in einer Schüssel mischen. Das Schweinefleisch hinzufügen und ein bis zwei Stunden im Kühlschrank marinieren lassen. Den Wok erhitzen und das Schweinefleisch unter Rühren anbraten.

2. Das Schweinefleisch herausnehmen, mehr Öl hinzugeben und die Zwiebeln etwa 3 Minuten lang unter Rühren anbraten. Mit frisch gemahlenem schwarzen Pfeffer würzen.

3. Die Paprika hinzufügen und unter Rühren etwa 3 Minuten weiterbraten, bis sie weich ist. Das Schweinefleisch mit dem Limettensaft und der anderen Hälfte der Korianderblätter zurück in den Wok geben und eine weitere Minute kochen lassen, dabei umrühren, um die Aromen zu vermischen.

4. Warm servieren.

Für 2 Personen

Gebratene Lachsfilets mit Zitronenpfeffer und Spinat

Lachs ist eines der gesündesten Lebensmittel, die man essen kann, und außerdem ziemlich einfach und schnell zuzubereiten. Er ist reich an Eiweiß und Omega-3-Fettsäuren. Auf den meisten Paleo-Favoritenlisten steht er ganz oben - und das aus gutem Grund. Es ist nicht nur supergesund, sondern auch köstlich. Da Sie sich hier nicht mit Kohlenhydraten wie Reis belasten, können Sie ruhig ein größeres Stück Fisch kaufen. Zusammen mit dem verwelkten Spinat werden Sie sich für den Rest des Abends satt fühlen.

- 2 (6 bis 8 Unzen) Lachsfilets
- 2 Teelöffel Zitronenpfeffergewürz
- 1 Esslöffel Olivenöl

- 1 Knoblauchzehe, gehackt
- 4 Tassen fest verpackter Babyspinat

1. Den Ofen auf 400 Grad vorheizen. Die Lachsfilets auf beiden Seiten mit dem Zitronenpfeffergewürz bestreichen. Ein Backblech leicht mit Kochspray einsprühen und die Filets darauf legen. Den Lachs etwa 15 Minuten lang braten, dabei nach der Hälfte der Zeit wenden, oder bis der Fisch mit einer Gabel leicht zerfällt.

2. Während der Lachs gart, Öl in einer großen Sauteuse erhitzen. Knoblauch hinzufügen und etwa 30 Sekunden lang braten, dabei darauf achten, dass er nicht anbrennt. Spinat hinzugeben und kochen, bis er anfängt zu welken.

3. Den Spinat gleichmäßig auf zwei Teller verteilen. Mit den Lachsfilets belegen und sofort servieren.

Für 2 Personen

Kabeljau mit gebratenen Champignons

Frische Kabeljaufilets haben eine leicht feste Konsistenz und einen milden, süßen Geschmack, der perfekt mit sautierten Pilzen harmoniert. Servieren Sie dieses köstliche Gericht mit gedünstetem Gemüse für ein schnelles Wochenendessen.

- 4 Kabeljaufilets
- 2 Esslöffel Oliven- oder Kokosnussöl
- ½ Tasse Champignons, gehackt
- 3 Esslöffel Kokosnussmilch mit vollem Fettgehalt

- Frisch gemahlener schwarzer Pfeffer, zum Abschmecken
- ¼ Teelöffel Dill
- 1 Esslöffel Zitronensaft
- 1 Esslöffel getrocknete oder frische Petersilie

1. Den Ofen auf 400 Grad vorheizen. Eine 9 x 13-Zoll-Backform mit Antihaft-Kochspray einsprühen. Den Fisch in die Form legen. 8 bis 10 Minuten backen, oder bis er fest und weiß ist.

2. Das Öl in einer kleinen Pfanne erhitzen. Die Pilze hinzugeben und 5 Minuten sautieren, bis sie weich sind. Die Kokosmilch hinzugeben und erhitzen, bis sie warm ist. Mit frisch gemahlenem schwarzen Pfeffer und Dill würzen.

3. Zum Servieren ein Filet auf jeden Teller legen und die Pilze und die Milch über den Fisch träufeln. Mit Zitronensaft und Petersilie garnieren.

Für 4 Personen

Langsam gebratener Lachs mit Hollandaise

Die Sauce Hollandaise muss warm serviert werden und sollte erst kurz vor dem Servieren zubereitet werden, aber sie ist im Handumdrehen zubereitet und verleiht dem Lachs ein cremiges Finish.

- 14 Esslöffel Oliven- oder Kokosnussöl
- 4 Lachsfilets
- 4 große, käfigfreie, biologische Eigelbe

- Saft von 1 Zitrone
- ¼ Teelöffel Cayennepfeffer
- Frisch gemahlener schwarzer Pfeffer, zum Abschmecken

1. 2 Esslöffel Oliven- oder Kokosöl in einer großen Bratpfanne schmelzen, das restliche Öl aufbewahren. Den Lachs in die heiße Pfanne geben und 8-12 Minuten braten, nach der Hälfte der Garzeit wenden.

2. Das restliche Oliven- oder Kokosnussöl in der Mikrowelle schmelzen. Eigelb, Zitronensaft und Paprika in einem Mixer pürieren. Langsam einige Tropfen des geschmolzenen Oliven- oder Kokosöls hinzufügen und weiter mixen, bis die Mischung emulgiert und dickflüssig wird.

3. Zum Servieren den Lachs auf gebratenem Spargel oder gedünstetem Bok Choy anrichten. Das Gericht mit der Sauce Hollandaise beträufeln.

Für 4 Personen

INTERNATIONALE GERICHTE

Chinesische Fünf-Gewürze-Rippchen

Mit dem exotischen Geschmacksprofil des chinesischen Fünf-Gewürze-Pulvers und der köstlichen Sesamglasur werden diese zartschmelzenden Rippchen dafür sorgen, dass Sie dem chinesischen Imbiss für immer abschwören.

- 6 Pfund Schweinefleisch Baby Back Ribs
- 1 Esslöffel chinesisches Fünf-Gewürze-Pulver
- 1 Teelöffel Currypulver
- ½ Teelöffel Koriander
- 3 Esslöffel Sesamöl

- ½ Teelöffel Fischsauce
- 2 Knoblauchzehen, gehackt
- 1 Esslöffel frischer Ingwer, gehackt
- Frisch gemahlener schwarzer Pfeffer, zum Abschmecken

1. Die Rippchen in 6 Portionen schneiden. Zwei große Töpfe mit Wasser zum Kochen bringen und die Rippchen etwa 30 Minuten lang kochen. Abgießen und zum Abkühlen auf ein Backblech legen.

2. Die Rippchen mit den Gewürzen würzen und mit Folie abdecken. 1 Stunde lang kühl stellen.

3. Heizen Sie einen Holzkohle- oder Gasgrill auf mittlere bis niedrige Hitze vor. Die restlichen Zutaten in einer kleinen Schüssel vermischen.

4. Die Rippchen auf den Grill legen und etwa 20 Minuten grillen. Mit der Sesamöl-Glasur begießen und weitere 20 Minuten grillen, dabei mit der restlichen Glasur begießen.

5. Sofort servieren.

Für 6 Personen

Shrimps nach Südstaatenart

Wenn Sie schon einmal bei einem Langusten-Essen waren, wissen Sie, wie viel Spaß das macht. Flusskrebse, Maiskolben und rote Kartoffeln werden in einer würzigen Brühe gekocht. Nach dem Kochen wird der Inhalt auf einen mit Zeitungspapier ausgelegten Tisch geworfen. Langusten sind in den meisten Gegenden nur schwer zu bekommen, aber Garnelen sind genauso lecker. Diese an die Paleo-Küche angepasste Version eines Langusteneintopfs wird Ihnen schmecken.

- 1 Pfund Garnelen, Schalen intakt
- 2 mittelgroße Zwiebeln, geviertelt
- 1 Tasse Tomaten, gewürfelt
- ½ Tasse frischer Koriander, gehackt
- 2 Teelöffel gemahlener Kreuzkümmel
- ½ Teelöffel Cayennepfeffer
- ½ Teelöffel zerstoßene rote Pfefferflocken
- Frisch gemahlener schwarzer Pfeffer, zum Abschmecken

1. In einem großen Topf 4 Tassen Wasser zum Kochen bringen. Alle Zutaten in einer großen Schüssel vermengen und umrühren, damit die Garnelen gut bedeckt sind.

2. Die Garnelen in einen Dämpfkorb geben und den Dämpfkorb über das kochende Wasser stellen. Wenn Sie keinen Dampfgarer haben, improvisieren Sie mit einem Metallsieb. Den Deckel auf den Topf setzen und 5 Minuten dämpfen. In 4 Schalen schöpfen und servieren.

Für 4 Personen

Gebratenes Hähnchen mit Wurzelgemüse

Gebratenes Hähnchen ist ein klassisches Gericht, das, wenn es richtig zubereitet wird, erstaunlich lecker ist. Wenn es mit dem Wurzelgemüse in diesem Rezept serviert wird, ist es ein tolles Gericht für Gäste. Damit die Haut des Hähnchens schön knusprig wird, lassen Sie es vor dem Braten auf Zimmertemperatur kommen.

- 1 Brathähnchen (4 Pfund)
- Frisch gemahlener schwarzer Pfeffer, zum Abschmecken
- 6 Knoblauchzehen, zerdrückt
- 2 mittelgroße Rutabagas, geschält und in Spalten geschnitten
- 2 mittelgroße Rüben, geschält und in Spalten geschnitten

- 4 große Möhren, geschält und in 2-Zoll-Stücke geschnitten
- 1 mittelgroße Zwiebel, in Viertel geschnitten
- ¼ Tasse plus 4 Esslöffel Olivenöl, aufgeteilt

1. Den Ofen auf 475 Grad F vorheizen.

2. Das Huhn leicht mit Pfeffer würzen. Das Hähnchen innen und außen mit den Knoblauchzehen einreiben und sie in das Innere des Hähnchens stecken. Die Hähnchenschenkel mit Küchengarn zusammenbinden.

3. Das Gemüse in eine Schüssel geben und mit ¼ Tasse Öl schwenken. In eine Bratpfanne legen und das Hähnchen auf das Gemüsebett legen.

4. Das Huhn außen mit dem restlichen Öl einreiben und die Pfanne in den Ofen schieben. Bei 475 Grad F 25 Minuten braten, die Hitze reduzieren und weitere 45 Minuten braten, bis die dickste Stelle des Schenkels mit einem Thermometer 160 Grad F anzeigt.

5. Lassen Sie das Huhn 20 Minuten ruhen, bevor Sie es tranchieren und servieren.

Für 4 Personen

Huhn Cacciatore

Hier ist ein weiteres Slow-Cooker-Rezept für Chicken Cacciatore, den klassischen italienischen Hühnereintopf. Verzichten Sie auf das Panieren und braten Sie das Huhn einfach an, was seinen Geschmack hervorragend zur Geltung bringt. Dieses Huhn schmeckt am nächsten Tag noch besser, also machen Sie genug für die Reste.

- 2 Esslöffel Olivenöl
- 4 Hühnerbrüste oder 1 ganzes Huhn, in Stücke geschnitten
- 1 Teelöffel Knoblauch, gehackt
- 1 kleine Zwiebel, in Ringe geschnitten
- 1 Tasse grüne Paprika, in Ringe geschnitten

- Frisch gemahlener schwarzer Pfeffer, zum Abschmecken
- 2 (14-Unzen) Dosen Tomatenwürfel, abgetropft
- 1 (8-Unzen) Dose Tomatenmark
- 1 Teelöffel Majoran

1. Das Olivenöl in einer großen Pfanne erhitzen. Das Hähnchenfleisch hinzufügen und von allen Seiten anbraten, etwa 10 Minuten. Knoblauch, Zwiebeln und Paprika hinzufügen und weitere 5 Minuten braten. Das Hähnchen und das Gemüse in einen Slow Cooker geben. Mit frisch gemahlenem schwarzen Pfeffer würzen.

2. Die restlichen Zutaten hinzufügen und 6 bis 8 Stunden auf niedriger Stufe kochen. Für ein traditionelles italienisches Gericht mit gedünstetem Spaghettikürbis servieren.

Für 4 Personen

Mexikanischer Hühnersalat

Mit geschreddertem Hähnchenfleisch ist das Mittagessen in der Paleo-Diät ein Kinderspiel. Für einen schnellen Salat fügen Sie einfach ein paar Gemüsesorten, ein Protein und ein schmackhaftes Dressing hinzu. Wechseln Sie es für Abwechslung. Die Grundformel für jedes Salatdressing ist einfach ein Teil Säure zu zwei Teilen Öl. Fügen Sie Gewürze wie Ingwer, Chilis, Knoblauch oder Saft hinzu, um den Geschmack zu verändern.

- 1 Tasse Hühnerbrust, gekocht und zerkleinert
- ½ Tasse rote Zwiebel, gehackt
- ½ Tasse rote Paprika, gehackt
- ½ Tasse Avocado, gewürfelt
- ½ Tasse Jicama, in Julienne geschnitten
- 4 Tassen Blattsalate
- ½ Tasse frischer Limettensaft, mit der Schale

- 1 Teelöffel Knoblauch, gehackt
- 1 Teelöffel Kreuzkümmel
- ½ Teelöffel zerstoßene rote Pfefferflocken
- ½ Teelöffel Cayennepfeffer
- ½ Tasse Koriander, gehackt
- 1 Esslöffel Honig
- 1 Tasse Traubenkernöl
- Frisch gemahlener schwarzer Pfeffer, zum Abschmecken

1. Das zerkleinerte Hühnerfleisch und das Gemüse in einer Salatschüssel mischen.

2. Limettensaft, Limettenschale, Knoblauch, Gewürze, Koriander und Honig in einer Schüssel verquirlen. Langsam das Traubenkernöl in einem stetigen Strom hinzufügen und dabei kräftig rühren, bis es emulgiert. Mit frisch gemahlenem schwarzen Pfeffer würzen. Den Salat mit dem Dressing anmachen und sofort servieren.

Für 4 Personen

Grünes Curry-Huhn

Dieses wunderbare Hühnergericht ist vollgepackt mit Gewürzen und einer Vielzahl von Gemüsesorten - Zwiebeln, Auberginen, Karotten, Blumenkohl, Zucchini und Champignons.

- 2 Esslöffel Olivenöl
- 3 kleine gelbe Zwiebeln, gewürfelt
- 3 Knoblauchzehen, gehackt
- 1 Esslöffel frischer Ingwer, gehackt
- 2 Pfund Hähnchenschenkel
- 1 Aubergine, gewürfelt
- 3 große Möhren, gewürfelt
- ½ Kopf Blumenkohl, in 1-Zoll-Stücke geschnitten
- 1 Zucchini, gewürfelt
- 8 Unzen Champignons, in Scheiben geschnitten
- 2 Dosen Kokosnussmilch
- 3 Esslöffel grünes Currypulver
- Frisch gemahlener schwarzer Pfeffer, zum Abschmecken

1. In einem großen Topf das Öl bei mittlerer bis hoher Hitze erhitzen. Die Zwiebeln, den Knoblauch und den Ingwer hinzufügen.

2. Wenn die Zwiebeln anfangen, weich zu werden, das Hühnerfleisch hinzufügen.

3. 10 Minuten kochen lassen, dann die Auberginen und Karotten hinzufügen. Den Topf abdecken, und wenn die Auberginen weich werden, das restliche Gemüse hinzufügen.

4. Nach 10 Minuten die Kokosmilch und das grüne Currypulver hinzufügen. Mit frisch gemahlenem schwarzen Pfeffer würzen.

5. Die Mischung köcheln lassen, bis das Gemüse weich, aber nicht matschig ist. Das Hähnchen in einer Schüssel mit viel Soße darüber servieren.

Für 3 bis 4 Personen

BEILAGEN UND SAUCEN

Gebratene Süßkartoffeln mit Rosmarin

Dieses geröstete, in Würfel geschnittene Süßkartoffelgericht mit einem Hauch von Rosmarin ist perfekt für jede Gelegenheit, denn es passt gut zum kräftigen und orangefarbenen Herbstgemüse. Rosmarin hat starke antioxidative Eigenschaften, aber Sie können auch jedes andere holzige Kraut wie Thymian oder Salbei anstelle von Rosmarin verwenden.

- 2 große Süßkartoffeln, geschält und in 1-Zoll-Würfel geschnitten
- 1 großer Zweig Rosmarinblätter
- 3 Esslöffel Oliven- oder Kokosnussöl
- 4 Knoblauchzehen, zerdrückt
- Frisch gemahlener schwarzer Pfeffer, zum Abschmecken

1. Den Ofen auf 425 Grad vorheizen.

2. Einen Topf mit kaltem Wasser füllen, die Süßkartoffelwürfel hineingeben und 5 Minuten lang aufkochen lassen. Die Kartoffeln schnell in einem Sieb abgießen, ausdampfen lassen und trocknen.

3. Die Rosmarinblätter in einem Mörser und Stößel zerkleinern.

4. Einen Bräter auf dem Herd bei mittlerer Hitze erwärmen, Öl, Rosmarin und Süßkartoffelwürfel hinzufügen und mit Pfeffer würzen. Umrühren, bis alle Zutaten vermengt und heiß sind.

5. Den Bräter in den Ofen schieben und etwa 20 bis 25 Minuten braten, bis die Kartoffeln knusprig und zart sind. Die Kartoffeln ab und zu umrühren, damit sie eine gleichmäßige Konsistenz bekommen.

6. Warm servieren.

Für 2 bis 4 Personen

Zarte und geschmackvolle Kräuterkarotten

Orangengemüse ist an Thanksgiving und im Herbst immer ein Hit. Trotz der Einfachheit dieser Beilage ist sie köstlich und extrem einfach zuzubereiten und verleiht jedem Abendessen eine schöne Note.

- 3 Knoblauchzehen, gehackt
- Saft und Schale von 1 Orange
- Eine Handvoll frische Petersilienblätter, gehackt
- 2 Esslöffel Oliven- oder Kokosnussöl

- 2 große Möhren, in dünne Scheiben geschnitten
- Frisch gemahlener schwarzer Pfeffer, zum Abschmecken
- 1 Tasse Hühnerbrühe

1. Den Ofen auf 350 Grad vorheizen.

2. Den Knoblauch, die Orangenschale und die Petersilie vermischen. Alles fein hacken. Die Auflaufform mit der Hälfte des Öls einreiben und mit etwas von der Knoblauch-Petersilien-Mischung bestreuen.

3. Den Boden der Form mit Karottenscheiben auslegen, mit dem restlichen Öl bestreichen und leicht pfeffern. Noch etwas von der Mischung aus Knoblauch, Schale und Petersilie darüber streuen.

4. Den Vorgang wiederholen und dabei die Karottenscheiben schichten. Mit Orangensaft und gerade so viel Hühnerbrühe auffüllen, dass sie bedeckt sind. Die Karotten mit Wachspapier auslegen, damit sie nicht austrocknen.

5. In den heißen Ofen schieben und etwa 20 bis 25 Minuten backen, bis die Möhren sehr zart sind.

Für 2 Personen

Süßkartoffel-Salat

Süßkartoffeln, Ananas und geröstete Pekannüsse ergeben diese köstliche Beilage, die süß und geschmackvoll ist. Die Pekannüsse, der Sellerie und die Paprika verleihen dem Gericht einen angenehmen Knackpunkt und sind zudem sehr nahrhaft.

- 2 Pfund Süßkartoffeln
- ¼ Tasse Mayonnaise mit Olivenöl
- 1 Esslöffel Senf
- 4 Stangen Staudensellerie, gewürfelt
- 1 kleine rote Paprika, gewürfelt
- 1 Tasse frische Ananas, gewürfelt
- 2 Frühlingszwiebeln, fein gehackt
- Frisch gemahlener schwarzer Pfeffer, zum Abschmecken
- ½ Tasse geröstete Pekannüsse, grob zerkleinert
- Frischer Schnittlauch, gehackt, nach Geschmack

1. Den Ofen auf 400 Grad vorheizen. Die Süßkartoffeln auf dem Rost eine Stunde lang rösten. Herausnehmen und abkühlen lassen, bis sie sich gut verarbeiten lassen. Süßkartoffeln schälen und in ¾-Zoll-Würfel schneiden.

2. Mayonnaise und Senf in einer großen Schüssel verquirlen.

3. Süßkartoffeln, Staudensellerie, Paprika, Ananas und Frühlingszwiebeln hinzufügen. Gut mischen und mit Pfeffer würzen. Abdecken und 1 Stunde lang kühl stellen.

4. Kurz vor dem Servieren die Pekannüsse unterrühren und mit dem Schnittlauch garnieren.

Für 4 Personen

Aufgeschlagenes Karotten-Soufflé

Dieses Gericht erinnert an den Süßkartoffelauflauf an Thanksgiving, nur ohne die Marshmallows. Ein bisschen würzig, ein bisschen süß - dieses Karottengericht passt zu fast jedem Fleisch.

- 1 Liter Hühnerbrühe
- 2 Pfund Babymöhren
- 3 große Eier
- 2 Esslöffel Zwiebeln, gehackt
- ½ Tasse Kokosnussöl, geschmolzen
- 1 Esslöffel Kokosnussmehl
- 2 Teelöffel frischer Zitronensaft
- ¼ Teelöffel Zimt
- ¼ Tasse reiner Ahornsirup
- Frisch gemahlener schwarzer Pfeffer, zum Abschmecken

1. Den Ofen auf 350 Grad vorheizen.

2. Die Hühnerbrühe in einen Topf geben und zum Köcheln bringen. Die Karotten hinzufügen und kochen, bis sie weich sind.

3. Die Möhren in eine Rührschüssel geben und glatt rühren.

4. Eier, Zwiebel, Kokosnussöl, Kokosnussmehl, Zitronensaft, Zimt und Ahornsirup untermischen. Die Mischung so lange schlagen, bis sie sehr glatt ist. Mit frisch gemahlenem schwarzen Pfeffer würzen.

5. Die Mischung in eine große Auflaufform schaufeln und in den Ofen geben. Im Ofen 45 Minuten backen, bis die Oberfläche leicht gebräunt ist. Warm servieren.

Für 4 Personen

Knusprige grüne Bohnen mit Zitrone

Die Zitrone verleiht einen Hauch von Säure, der den großartigen Geschmack frischer grüner Bohnen hervorhebt. Das Rösten der Bohnen im Ofen macht sie knusprig und verleiht ihnen eine unerwartete Knackigkeit, die Sie lieben werden.

- 1 Pfund frische grüne Bohnen
- 2 Esslöffel Oliven- oder Kokosnussöl
- 2 Teelöffel getrockneter Rosmarin
- 2 Teelöffel getrockneter Salbei
- Frisch gemahlener schwarzer Pfeffer, zum Abschmecken
- 1 Zitrone, in dünne Scheiben geschnitten, entkernt

1. Den Ofen auf 400 Grad vorheizen.

2. Gewaschene und geputzte grüne Bohnen in eine Auflaufform geben. Öl über die Bohnen gießen.

3. Rosmarin und Salbei darüber streuen und die Zutaten mischen, bis sie gut bedeckt sind. Mit frisch gemahlenem schwarzen Pfeffer würzen.

4. Die Zitronenscheiben gleichmäßig auf die grünen Bohnen legen. 30 bis 35 Minuten backen, bis sie knusprig sind.

Für 4 Personen

In Entenfett geschmorter Kohl

Entenfett verleiht allem einen wunderbaren Geschmack. In diesem Gericht wird der herzhafte, in Entenfett geschmorte Kohl durch die süße Säure von Sherryessig und Äpfeln ausgeglichen. Wenn Sie kein Entenfett finden können, ist Speckfett eine gute Alternative.

- 3 Esslöffel Entenfett
- 1 mittelgroße Zwiebel, in dünne Scheiben geschnitten
- 1 Rotkohl, äußere welke Blätter und Strunk entfernt, in sehr dünne Scheiben geschnitten
- 1 Esslöffel Sherry-Essig
- 1 Lorbeerblatt
- ½ Tasse Wasser
- Frisch gemahlener schwarzer Pfeffer, zum Abschmecken
- 1 Apfel, geschält und gerieben

1. Das Entenfett in einer großen Sauteuse bei mittlerer Hitze anbraten. Wenn das Entenfett geschmolzen ist, die Zwiebel hinzufügen. Die Zwiebel sautieren, bis sie weich und glasig ist.

2. Den Kohl, den Essig, das Lorbeerblatt und das Wasser in die heiße Pfanne geben. Mit frisch gemahlenem schwarzen Pfeffer würzen.

3. Das Wasser zum Kochen bringen und abdecken. Etwa 20 Minuten köcheln lassen.

4. Den geriebenen Apfel unterrühren und servieren.

Für 4 Personen

Gefüllte Champignons mit Krabben

Pilze werden bei einer Paleo-Diät oft vergessen, aber sie sind eine gesunde und schmackhafte Ergänzung für jedes Rezept. Pilze werden oft mit Käse gefüllt, aber diese mit Krabben gefüllten Pilze sind genauso köstlich. Einfache weiße Champignons sind hier perfekt, aber Sie können auch jeden anderen Pilz verwenden, den Sie gerade zur Hand haben und der groß genug zum Füllen ist.

- 20 Champignons, Stiele und Kiemen entfernt
- 2 Tassen Krabbenfleisch, gekocht und fein zerkleinert
- 3 Esslöffel Schnittlauch, gehackt
- 3 Knoblauchzehen, gehackt
- ¼ Teelöffel getrockneter Oregano
- ¼ Teelöffel getrockneter Thymian
- ¼ Teelöffel Senf
- Frisch gemahlener schwarzer Pfeffer, zum Abschmecken

1. Den Ofen auf 350 Grad vorheizen.

2. Alle Zutaten außer den Pilzen in einer Schüssel vermengen. Mit einem Löffel eine großzügige Portion in jeden Pilz geben und auf einem Backblech etwa 15 Minuten backen.

3. Leicht abkühlen lassen, aber noch warm servieren.

Für 2 bis 4 Personen

Rosenkohl mit Haselnüssen

Dies ist eine sehr einfache Art, Rosenkohl zu rösten, die ihn zart und geschmackvoll macht. Achten Sie auf die Haselnüsse im Ofen, damit sie nicht verbrennen.

- 3 Esslöffel Oliven- oder Kokosnussöl
- 1 Pfund Rosenkohl, geputzt und halbiert oder geviertelt, je nach Größe
- ¼ Tasse Haselnüsse, gehackt
- Frisch gemahlener schwarzer Pfeffer, zum Abschmecken

1. Den Ofen auf 450 Grad vorheizen.

2. Den Rosenkohl und die Haselnüsse mit dem Öl schwenken und auf ein Backblech legen.

3. Mit Pfeffer bestreuen und das Blech in den Ofen schieben.

4. 15 Minuten backen, dabei den Rosenkohl gelegentlich mit einem Holzlöffel wenden.

Für 4 Personen

Grünkohl mit Walnüssen und Preiselbeeren

Grünkohl ist eine gute Quelle für Proteine und Vitamine. Cranberries und Walnüsse verleihen dieser Beilage, die gut zu Rind- oder Hühnerfleisch passt, einen hervorragenden Geschmack. Wenn Sie Cranberries ohne Zuckerzusatz finden, sollten Sie diese nehmen; andernfalls können Sie getrocknete Sauerkirschen verwenden.

- 1 Pfund Grünkohl, von harten Stielen befreit, gewaschen und in große Stücke gerissen
- 2 Esslöffel Olivenöl
- ½ mittelgroße rote Zwiebel, fein gehackt
- 3 Knoblauchzehen, gehackt
- ½ Tasse Walnüsse, gehackt
- ¼ Tasse getrocknete Cranberries, vorzugsweise ohne Zuckerzusatz
- Frisch gemahlener schwarzer Pfeffer, zum Abschmecken

1. Einen großen Topf mit Wasser zum Kochen bringen. Den Grünkohl hinzugeben und kochen, bis er zart und hellgrün ist, etwa 4 bis 5 Minuten. Den Grünkohl herausnehmen und unter kaltem Wasser abkühlen lassen.

2. In einer großen Sauteuse das Öl bei mittlerer Hitze erhitzen. Die Zwiebel hinzugeben und anbraten, bis sie weich ist.

3. Den Knoblauch und die Walnüsse unterrühren und kochen, bis die Nüsse goldgelb sind, etwa 2 Minuten. Die Cranberries untermischen und dann den Grünkohl hinzufügen.

4. Vorsichtig mit der Zwiebel-Cranberry-Mischung vermischen. Mit Pfeffer würzen und warm servieren.

Für 2 Personen

Eichelkürbis und Süßkartoffeln in Entenfett gekocht

Entenfett eignet sich hervorragend zum Braten von Kürbis und Wurzelgemüse. Das erhitzte Fett sorgt für eine schöne knusprige Textur und verleiht dem Gericht einen tollen Geschmack.

- 1 kleiner Eichelkürbis, in dünne Scheiben geschnitten
- 1 große Süßkartoffel, geschält und in dünne Scheiben geschnitten
- 2 große Pastinaken, geschält und in Stäbchen geschnitten

- 5 ganze Knoblauchzehen
- 2 Esslöffel Entenfett, geschmolzen
- 1 Esslöffel getrockneter Thymian
- 1 Esslöffel getrockneter Rosmarin, zerkleinert
- Frisch gemahlener schwarzer Pfeffer, zum Abschmecken

1. Den Ofen auf 400 Grad vorheizen.

2. Alle Zutaten in eine große Schüssel geben und gut durchschwenken, damit sie sich gleichmäßig verteilen. Die Mischung auf einem Backblech ausbreiten.

3. Im Ofen 30 bis 40 Minuten braten, bis das Gemüse weich ist. Auf eine große Platte geben und warm servieren.

Für 4 Personen

Süßkartoffelpüree mit Pekannüssen

Süßkartoffelpüree ist sehr einfach zuzubereiten und erfordert keine Zutaten, die Sie wahrscheinlich nicht schon haben, was immer ein Vorteil ist. Für sich allein genommen sind Süßkartoffeln recht süß. Die grünen Zwiebeln geben dem Ganzen jedoch einen gewissen Biss, und die Pekannüsse sorgen für einen herrlich nussigen Geschmack und eine schöne, knusprige Textur.

- 3 große Süßkartoffeln, geschält und gewürfelt
- ½ Tasse Oliven- oder Kokosnussöl
- Frisch gemahlener schwarzer Pfeffer, zum Abschmecken

- 2 grüne Zwiebeln, gewürfelt
- ⅛ Teelöffel gemahlener Zimt
- ¼ Tasse geröstete Pekannüsse, gehackt

1. Kartoffeln in einem großen Topf kochen, bis sie weich genug sind, um sie zu stampfen.

2. Die Kartoffeln abgießen und zurück in den Topf geben. Das Öl hinzufügen und die Kartoffeln pürieren, bis sie glatt und seidig sind. Mit frisch gemahlenem schwarzen Pfeffer würzen.

3. Die Zwiebeln mit dem Zimt hinzugeben und vollständig vermischen, damit sich der Zimt gleichmäßig verteilt. Die Pekannüsse hinzugeben.

4. Warm servieren.

Für 4 Personen

Gebackene Jakobsmuscheln mit Sahnetomaten

Jakobsmuscheln können auf verschiedene Weise zubereitet werden, werden aber meist in der Pfanne gebraten. Wenn das Wetter es zulässt, kann man sie auch gut grillen. Wie auch immer Sie sie zubereiten, sie sind einfach zuzubereiten und benötigen nur wenig Zeit. Jakobsmuscheln, so nahrhaft sie auch sein mögen, können fade sein, daher ist es eine gute Idee, sie zu aromatisieren. In diesem Rezept wird dies mit Hilfe einer köstlichen und reichhaltigen Tomatensauce, Kokosmilch und frischem Oregano erreicht.

- 1 Esslöffel Kokosnussöl
- 1 Tasse rote Zwiebel, gehackt
- 3 Knoblauchzehen, gehackt
- ¼ Tasse Kokosnussmilch
- ¼ Tasse Tomatensauce
- Frischer Oregano, fein gehackt, nach Geschmack
- Frisch gemahlener schwarzer Pfeffer, zum Abschmecken
- 12 mittelgroße Jakobsmuscheln
- 2 mittelgroße Tomaten, entkernt und gewürfelt

1. Den Ofen auf 475 Grad vorheizen.

2. Die Zwiebeln und das Kokosnussöl in einer mittelgroßen Pfanne bei mittlerer Hitze anbraten. Einige Minuten kochen, bis die Zwiebeln leicht weich werden.

3. Den gehackten Knoblauch hinzufügen und bei mittlerer Hitze kochen.

4. Einige Minuten anbraten, dann die Kokosmilch und die Tomatensoße hinzufügen und mit dem Oregano verfeinern. Mit Pfeffer abschmecken. Gut mischen und weitere 2 bis 3 Minuten kochen lassen.

5. Die Jakobsmuscheln auf den Boden einer Auflaufform legen, die groß genug ist, damit sie sich nicht gegenseitig überlappen. Die Kokosmilch-Tomaten-Mischung auf den Jakobsmuscheln verteilen und darauf achten, dass sie alle gut bedeckt sind. Zum Schluss die gewürfelten Tomaten über die Jakobsmuscheln streuen und etwa 15 bis 20 Minuten zugedeckt backen. Warm servieren.

Für 4 Personen

Gebratene Baby-Artischocken

Baby-Artischocken sind ein Leckerbissen, denn sie sind fast ganz essbar. Der Geschmack der Artischocke ist subtil und köstlich und muss nicht groß verbessert werden. Dies ist eine einfache Art, Artischocken zu rösten, die den besten Geschmack hervorbringt.

- 1 Zitrone, halbiert
- 10 Baby-Artischocken
- 2 Esslöffel Olivenöl
- 2 Knoblauchzehen, gehackt
- Frisch gemahlener schwarzer Pfeffer, zum Abschmecken

1. Den Ofen auf 400 Grad vorheizen.

2. Füllen Sie eine Schüssel mit kaltem Wasser und pressen Sie die Zitrone über der Schüssel aus.

3. Von jeder Artischocke etwa ein Viertel des Endes abschneiden (gegenüber dem Stiel). Entfernen Sie alle harten äußeren Blätter. Mit einem Schälmesser die verbleibende harte Schale in der Nähe des Artischockenbodens entfernen.

4. Jede Baby-Artischocke der Länge nach halbieren und in das Zitronenwasser tauchen. Wenn alle Artischocken geschnitten sind, das Wasser abgießen und mit einem Papiertuch trocken tupfen.

5. Die Artischocken mit Öl, Knoblauch und etwas Pfeffer anmachen.

6. Die Artischocken in einer gleichmäßigen Schicht auf einem Backblech verteilen. 25 bis 30 Minuten rösten, bis sie weich sind. Warm mit einer in Scheiben geschnittenen Zitrone servieren.

Für 2 Personen

Gebratene Rüben mit Speck und Äpfeln

Speck ist reich an Eiweiß und Fett und passt hervorragend zu geröstetem Wurzelgemüse wie Rüben. Das Paprikapulver verleiht diesem Gericht eine sehr angenehme Rauchnote.

- 4 Rüben, Enden entfernt und in mundgerechte Stücke geschnitten
- 2 Granny-Smith-Äpfel, geschält, entkernt und in ½-Zoll-dicke Scheiben geschnitten
- 2 Esslöffel Speckfett, geschmolzen
- 1 Teelöffel geräucherter Paprika
- 1 Teelöffel Knoblauchpulver
- Frisch gemahlener schwarzer Pfeffer, zum Abschmecken
- 2 Streifen ungehärteter, nitratfreier, dick geschnittener Speck, gekocht und zerbröckelt, zum Garnieren

1. Den Ofen auf 400 Grad vorheizen.

2. In einer großen Schüssel die Rüben und Äpfel mit dem Speckfett, Paprika, Knoblauchpulver und Pfeffer vermischen.

3. Die Mischung in eine große Auflaufform geben. 20 Minuten lang zugedeckt backen, dabei gelegentlich umrühren.

4. Den Ofen auf 350 Grad F herunterschalten und weitere 20 Minuten backen, bis die Rüben weich sind.

5. Aus dem Ofen nehmen und mit dem Speck bestreuen.

Für 3 bis 4 Personen

Geschmortes Kraut und Speck

Dies ist eine unkomplizierte und köstliche Beilage zu jedem Truthahn- oder Rindfleischgericht, und der Speck verleiht dem geschmorten Kohl ein schmackhaftes Element. Dieses Rezept kann jede Ihrer üblichen grünen Gemüsebeilagen ersetzen. Der Schlüssel für eine schnelle Zubereitung ist ein sehr fein geschnittener Kohl, damit die Kochzeit kürzer ist.

- 2 Tassen Hühnerbrühe
- 6 Scheiben ungehärteter, nitratfreier Speck, gewürfelt
- Eine kleine Handvoll Thymianblätter
- 1 mittelgroßer Grünkohl, in feine Scheiben geschnitten
- Frisch gemahlener schwarzer Pfeffer, zum Abschmecken
- 4 Esslöffel Oliven- oder Kokosnussöl

1. Die Brühe, den Speck und die Thymianblätter in einem großen Topf zum Kochen bringen. Den Kohl hinzufügen, 5 Minuten kochen und dann auf ein Köcheln reduzieren.

2. Den Kohl köcheln lassen, bis er gerade so weich ist, wie Sie es wünschen. Mit frisch gemahlenem schwarzen Pfeffer würzen.

3. Geben Sie während des Köchelns etwas Brühe hinzu, wenn Sie das Gefühl haben, dass sie zu stark reduziert ist.

4. Das Öl dazugeben, abschmecken und sofort servieren.

Für 2 bis 4 Personen

GEMÜSE UND VEGANE GERICHTE

Süßkartoffel-Porree-Auflauf

Dieses einfache Gericht erhält seinen milden und süßen Geschmack durch sautierten Lauch und in dünne Scheiben geschnittene Süßkartoffeln, die in Harmonie gebacken werden, bis sie weich sind. Dieses Gericht eignet sich sowohl als Beilage als auch als Hauptgericht, wenn es mit einem Salat serviert wird, und ist eine beeindruckende Abwechslung zu einer normalerweise zuckersüßen Thanksgiving-Beilage.

- 2 Esslöffel Olivenöl
- 2 Lauchstangen, nur die weißen Teile, in Scheiben geschnitten
- 2 Knoblauchzehen, gehackt
- 1 Esslöffel frischer Rosmarin, gehackt
- Frisch gemahlener schwarzer Pfeffer, zum Abschmecken
- 2 große Süßkartoffeln, geschält und in dünne Scheiben geschnitten
- ¼ Tasse Gemüsebrühe

1. Den Ofen auf 400 Grad vorheizen.

2. Das Öl in einer großen Pfanne erhitzen. Lauch, Knoblauch und Rosmarin hinzufügen und anbraten, bis der Lauch weich ist, etwa 8 Minuten. Mit frisch gemahlenem schwarzen Pfeffer würzen.

3. In einer 8 x 8-Zoll-Auflaufform den Boden mit einer gleichmäßigen Schicht Süßkartoffeln bedecken. Darauf einen Teil des Lauchs geben und so lange Lauch und Kartoffeln schichten, bis der obere Rand der Form erreicht ist oder beides aufgebraucht ist.

4. Mit der Gemüsebrühe beträufeln. Mit Folie abdecken und 45 Minuten backen. Sofort servieren.

Für 4 Personen

Gefüllte Portobello-Pilze mit Tomate

Portobello-Pilze zu grillen ist nichts Neues, vor allem nicht in der vegetarischen Welt, aber sie zu grillen und zu füllen? Das müssen Sie unbedingt ausprobieren. Mit einer würzigen Füllung aus Tomaten und frischen Kräutern ist dies ein beeindruckendes vegetarisches Gericht, das so gut schmeckt, wie es aussieht.

- 2 Portobello-Pilzköpfe, ohne Kiemen und Stiele
- 2 Esslöffel Olivenöl, aufgeteilt
- 2 mittelgroße Tomaten, entkernt und in Stücke geschnitten

- 2 Knoblauchzehen, gehackt
- ¼ Tasse frisches Basilikum, gehackt
- 2 Esslöffel frischer Rosmarin, gehackt
- 1 Esslöffel Balsamico-Essig
- Frisch gemahlener schwarzer Pfeffer, zum Abschmecken

1. Einen Gas- oder Holzkohlegrill auf mittlerer Stufe erhitzen. Die Champignons mit der Hälfte des Olivenöls bestreichen und 5 Minuten pro Seite grillen.

2. In einer mittelgroßen Schüssel die Tomaten, den Knoblauch, die Kräuter und den Essig vermengen. Mit frisch gemahlenem schwarzen Pfeffer würzen.

3. Achten Sie darauf, dass die Champignons mit der Oberseite nach unten auf dem Grill liegen. Vorsichtig die Tomatenmischung in die Kappen geben. Abdecken und eine weitere Minute garen.

4. Vom Grill nehmen und servieren.

Für 2 Personen

Soufflé mit Spinat und Pilzen

Sie denken vielleicht, dass ein Soufflé etwas Ausgefallenes ist, das schwer zuzubereiten ist, aber so schwierig ist es wirklich nicht, und es ist ein beeindruckendes Abendessen. Dieses Soufflé enthält pikanten Spinat und Pilze, aber Sie können es nach Belieben mit allem, was Sie zur Hand haben, abwandeln. Selbst wenn Ihr Soufflé nach dem Backen schlapp macht, ist es immer noch köstlich.

- 2 Esslöffel Olivenöl
- 3 Esslöffel Mandelmehl
- 1 Tasse Champignons, in Scheiben geschnitten
- 1 Zwiebel, gewürfelt
- Frisch gemahlener schwarzer Pfeffer, zum Abschmecken

- 2 Tassen Mandelmilch
- 1 Teelöffel Pfeilwurzelpulver
- 6 große Eier, getrennt
- 2 Tassen Babyspinatblätter

1. Den Ofen auf 425 Grad vorheizen.

2. Das Innere einer Auflaufform mit Kochspray besprühen und mit dem Mandelmehl bestäuben.

3. 2 Esslöffel Olivenöl bei mittlerer Hitze in einer großen Pfanne erhitzen und die Pilze und Zwiebeln hinzufügen. Mit frisch gemahlenem schwarzen Pfeffer würzen. Kochen, bis sie weich und leicht gebräunt sind, beiseite stellen.

4. Die Mandelmilch in einem kleinen Kochtopf erhitzen, aber nicht kochen. Das Pfeilwurzelpulver hinzufügen und verquirlen. Die Milchmischung über die Pilze gießen. Abkühlen lassen, dann die Eigelbe hinzufügen.

5. Das Eiweiß in einem Mixer zu steifem Schnee schlagen. Den Eischnee und den Spinat vorsichtig unter die Milchmischung heben. In eine Auflaufform geben.

6. 40 Minuten lang backen. Den Ofen überhaupt nicht öffnen. Vor dem Servieren 5 Minuten ruhen lassen.

Für 4 Personen

Eintopf aus Erdnüssen und Süßkartoffeln

Dieses schmackhafte Gericht wurde an die Paleo-Diät angepasst und ist dank des zusätzlichen Gemüses und der herzhaften Süßkartoffeln trotzdem so sättigend wie möglich. Dieses warm gewürzte Gericht wird am besten an einem kalten Winterabend serviert, wenn Sie auf der Suche nach etwas Gemütlichem, aber auch Gesundem sind.

- 2 Esslöffel Olivenöl
- 1 mittelgroße Zwiebel, gewürfelt
- 2 frische Jalapeños, entkernt und gehackt
- 2 Teelöffel frischer Ingwer, gehackt
- 2 Knoblauchzehen, gehackt
- 2 Teelöffel gemahlener Kreuzkümmel
- ¼ Teelöffel gemahlener Zimt
- ⅛ Teelöffel zerstoßener roter Pfeffer
- ¼ Teelöffel gemahlener Koriander
- Frisch gemahlener schwarzer Pfeffer, zum Abschmecken
- 2 große Süßkartoffeln, geschält und gewürfelt
- 1 (28-Unzen) Dose gewürfelte Tomaten
- 1 Pfund frische grüne Bohnen, geputzt und in mundgerechte Stücke geschnitten
- 2 Tassen Gemüsebrühe
- ¼ Tasse natürliche Erdnussbutter, ohne Zusatz von Öl oder Zucker

1. In einem großen holländischen Ofen oder Suppentopf das Öl bei mittlerer Hitze erhitzen. Zwiebeln, Jalapeño-Paprika, Ingwer, Knoblauch und Gewürze hinzugeben und 5 Minuten lang kochen. Mit frisch gemahlenem schwarzen Pfeffer würzen.

2. Die Süßkartoffeln hinzufügen und weitere 5 Minuten kochen.

3. Die Tomaten, die grünen Bohnen und die Gemüsebrühe hinzufügen und zum Kochen bringen. Die Hitze reduzieren und 20 Minuten köcheln lassen oder bis die Süßkartoffeln beim Anstechen mit einer Gabel weich sind.

4. Die Erdnussbutter einrühren und köcheln lassen, bis sie durch ist. Sofort servieren.

Für 4 Personen

Gebackene Auberginensteaks mit schneller Tomatensoße

Auberginen sind eine großartige vegetarische Alternative zu Fleisch, da sie eine herzhafte, feste Textur haben, die vielen Garmethoden standhält. Bei dieser Version werden dick geschnittene Scheiben mit einer pikanten Tomatensoße übergossen. Die Zugabe von Fenchelsamen verleiht ihr einen würzigen Geschmack, der an die italienische Küche erinnert.

- 1 (28-Unzen) Dose zerdrückte Tomaten
- 1 Esslöffel Fenchelsamen
- 1 Esslöffel italienisches Gewürz
- Frisch gemahlener schwarzer Pfeffer, zum Abschmecken
- 2 Esslöffel Olivenöl

- 1 große Aubergine, geschält und in etwa 1 cm dicke Scheiben geschnitten
- 1 Esslöffel Balsamico-Essig
- Frisches Basilikum, gehackt, zum Garnieren

1. In einem großen Topf die zerdrückten Tomaten, den Fenchel und die italienischen Gewürze hinzufügen. Mit frisch gemahlenem schwarzen Pfeffer würzen. Zum Köcheln bringen und auf niedriger Stufe kochen, während Sie die Auberginen garen.

2. Eine große Pfanne auf mittlerer bis hoher Stufe erhitzen und das Olivenöl hineingeben. Die Auberginenscheiben hineingeben und braten, bis sie auf beiden Seiten gebräunt sind und die Auberginen zart sind, wenn man sie mit einer Gabel durchsticht.

3. Den Balsamico-Essig in die Sauce einrühren.

4. Zum Servieren die Auberginensteaks auf Tellern anrichten und mit der Tomatensauce übergießen. Mit frisch gehacktem Basilikum garnieren.

Für 4 Personen

Gedämpfte Artischocken und Tomaten auf Blumenkohl-"Reis"

Wie Sie wahrscheinlich schon wissen, ist Reis in der Paleo-Diät strengstens verboten, was es schwierig macht, vegetarische Gerichte zu finden, die in diese Richtung gehen. Dieses Gericht ist einfach eine Mischung aus gedünstetem Gemüse, aber die Art, wie der Blumenkohl gehackt wird, lässt es so aussehen, als würde man Reis essen. Das ist eine einzigartige Abwechslung, die auch noch gesund ist.

- 1 Kopf Blumenkohl
- 2 Esslöffel Olivenöl
- 1 Esslöffel italienisches Gewürz
- ½ Tasse Wasser
- 1 Packung gefrorene Artischockenherzen, aufgetaut
- 1 Esslöffel Kirschtomaten
- ½ Tasse sonnengetrocknete Tomaten, gewürfelt
- Frisch gemahlener schwarzer Pfeffer, zum Abschmecken
- 2 Esslöffel geröstete Pinienkerne
- Frisches Basilikum, gehackt, zum Garnieren

1. Den Blumenkohl in Röschen schneiden. Den Blumenkohl in einer Küchenmaschine in reisähnliche Stücke hacken. Gegebenenfalls schubweise zerkleinern und darauf achten, dass er nicht püriert wird. Es ist in Ordnung, wenn die Stücke etwas größer als roher Reis sind, aber versuchen Sie, sie so klein wie möglich zu machen.

2. Das Öl in einem mittelgroßen Topf erhitzen und den Blumenkohl hinzufügen. Umrühren, bis er bedeckt ist.

3. Die italienischen Gewürze und ½ Tasse Wasser hinzufügen und umrühren.

4. Artischockenherzen, Kirschtomaten und sonnengetrocknete Tomaten direkt auf den Blumenkohl geben und zudecken, ohne umzurühren. Mit Pfeffer würzen.

5. Das Gemüse zugedeckt 10 Minuten dünsten.

6. Herausnehmen, abdecken und das Gemüse mit den Pinienkernen und dem Basilikum darauf anrichten.

Für 4 Personen

Gegrillter Römischer Salat

Dieser Salat ist eine beeindruckende und schnelle, leichte Mahlzeit oder eine großartige Vorspeise für eine elegantere Zusammenkunft. Vielleicht haben Sie noch nie daran gedacht, einen Salat zu kochen, aber wenn Sie ihn einmal probiert haben, werden Sie vielleicht auf andere Salate kommen, die sich kochen lassen. Diese Technik eignet sich auch hervorragend für eine einzigartige Abwandlung von Caesar-Salat.

- 3 Esslöffel Olivenöl
- 1 Esslöffel Dijon-Senf
- 1 Teelöffel Balsamico-Essig

- 4 Köpfe Römersalat
- 4 Esslöffel rohe Sonnenblumenkerne
- Frisch gemahlener schwarzer Pfeffer, zum Abschmecken

1. Heizen Sie einen Gas- oder Holzkohlegrill auf mittlere Hitze vor.

2. In einer kleinen Schüssel das Olivenöl, den Senf und den Essig vermischen. Die Salatköpfe mit der Ölmischung bepinseln.

3. Legen Sie den Salat auf den erhitzten Grill und garen Sie ihn, bis er anfängt zu welken und Sie Grillspuren sehen können.

4. Warm servieren und mit den Sonnenblumenkernen bestreuen. Mit frisch gemahlenem schwarzen Pfeffer würzen und mit Messer und Gabel essen.

Für 4 Personen

DESSERTS

Beerenkuchen

Wenn Sie ein Gericht zubereiten, bei dem der Geschmack von Beeren eine große Rolle spielt - wie in diesem Fall -, warten Sie am besten, bis Sie die frischesten und reifsten Beeren kaufen können. Sie sind dann nicht nur so süß, dass Sie keinen Zucker zugeben müssen, sondern ihr Geschmack ist auch frisch und ausgeprägt. Wenn Sie Beeren außerhalb der Saison verwenden müssen, können Sie der Beerenmischung etwa einen Esslöffel Honig hinzufügen.

Füllung:
- 4 Tassen frische gemischte Beeren Ihrer Wahl
- 1 Tasse Wasser
- Saft von 1 Zitrone

Kruste:
- 1½ Tassen Mandelmehl
- ¼ Teelöffel Backpulver
- ½ Teelöffel Zimt
- ¼ Teelöffel Muskatnuss
- ¼ Tasse Kokosnussöl
- 1 Teelöffel reiner Vanilleextrakt

1. Den Ofen auf 350 Grad vorheizen.

2. Beeren, Wasser und Zitronensaft in einem mittelgroßen Topf erhitzen. 15 Minuten köcheln lassen, dabei die Beeren regelmäßig umrühren und pürieren.

3. Während das Obst köchelt, alle Zutaten für den Teig in einer großen Schüssel vermengen. Wenn Sie einen steifen Teig haben, drücken Sie ihn in eine Kuchenform und backen Sie ihn 10 Minuten lang. Aus dem Ofen nehmen und 5 Minuten abkühlen lassen.

4. Die Beerenmischung auf die Kruste geben und vor dem Servieren 1 Stunde lang in den Kühlschrank stellen.

Für 6 Personen

Pochierte Birnen

Obst ist das perfekte Dessert für die Paleo-Diät. Es ist zwar süß, aber sein natürlicher Zucker ist nicht so schädlich wie der zugesetzte Zucker. Außerdem ist es reich an Ballast- und Nährstoffen, was es zu einer noch besseren Wahl macht. Diese pochierten Birnen sind ein elegantes Dessert für eine Dinnerparty und lassen sich leicht zubereiten.

- Saft von 4 großen Orangen
- 1 kleines Stück Ingwer, geschält
- 4 ganze Nelken
- 1 Zimtstange
- 4 reife, aber feste Birnen, z. B. Bosc, geschält und entkernt

1. Alle Zutaten in einen kleinen Kochtopf geben und so viel Wasser hinzufügen, dass die Birnen gerade bedeckt sind. Wenn Teile der Birnen nicht mit Flüssigkeit bedeckt sind, werden sie braun.

2. Zum Kochen bringen und etwa 30 Minuten auf niedriger Stufe köcheln lassen. Birnen herausnehmen.

3. Die restliche Flüssigkeit zum Kochen bringen und einkochen lassen, bis sie dick und sirupartig ist. Die Zimtstange entfernen.

4. Zum Servieren die warmen Birnen mit dem Sirup beträufeln.

Für 4 Personen

Pekan Rinde

Geröstete und gesalzene Nüsse passen perfekt zum tiefen, intensiven Geschmack dunkler Schokolade, und Sie werden diese einfach zuzubereitende Rinde lieben. Verwenden Sie jede beliebige Nusssorte oder sogar eine Mischung, wenn Ihnen danach ist. In jedem Fall werden Sie diese süßen und salzigen Leckereien lieben.

- 12 Unzen dunkle Schokolade, gehackt
- 1 Tasse geröstete Pekannüsse

Schmelzen Sie die Schokolade in einem Wasserbad oder in der Mikrowelle, wobei Sie besonders darauf achten müssen, dass sie nicht verbrennt.

Die Nüsse unterrühren und die Masse auf ein mit Pergament ausgelegtes Backblech streichen.

Einfrieren, bis sie fest sind und in Stücke brechen.

Ergibt etwa 1 Pfund

Schokoladen-Bananen-Milchshake

Das kann vieles sein: ein energiereiches Frühstück, ein schneller Snack für zwischendurch oder ein sättigendes Mittagessen, wenn man es eilig hat. Wir mögen es jedoch als Dessert, denn es ist süß und schokoladig und ein großartiger Genuss nach dem Essen. Ohne Zuckerzusatz ist es schnell zubereitet und befriedigt jedes Verlangen nach Schokolade oder Eiscreme.

- 1 Tasse ungesüßte Mandelmilch
- 1 Esslöffel natürliche Erdnussbutter
- 3 Esslöffel ungesüßtes Kakaopulver
- 1 große Banane
- 1 Tasse Eis

1. Alle Zutaten in der angegebenen Reihenfolge in einen Mixer geben. Mixen, bis sie glatt und cremig sind, und mit einem Strohhalm servieren.

Für 1 Person

Kokosnuss-Makronen

Mit nur wenigen Zutaten sind diese Kokosnuss-Leckereien leicht süß und erstaunlich einfach zuzubereiten. Achten Sie darauf, ungesüßte Kokosnuss zu verwenden, um den besten Geschmack zu erhalten, und auch keinen raffinierten Zucker. Mit einem Hauch von Vanille bringen sie einen Hauch von Tropen zum Abschluss Ihrer Mahlzeit.

- 6 große Eiweiß
- ¼ Tasse reiner Ahornsirup
- 1 Teelöffel reiner Vanilleextrakt
- 3 Tassen zerkleinerte, ungesüßte Kokosnuss

1. Den Ofen auf 325 Grad vorheizen.

2. Das Eiweiß in einem Standmixer zu steifen Spitzen schlagen. Den Ahornsirup, die Vanille und die Kokosnuss vorsichtig unterheben.

3. Zu 1-Zoll-Kugeln formen und auf ein mit Pergament ausgelegtes Backblech legen. 15 bis 17 Minuten backen, oder bis sie leicht gebräunt sind.

4. Vor dem Servieren abkühlen lassen.

Ergibt 1 Dutzend

Ursprüngliche Brownies

Wie viele der Dessertrezepte, die Sie hier finden, sind auch diese Brownies eine bessere Version des klassischen Desserts, dem sie nachempfunden sind. Sie sind eher reichhaltig als süß, und obwohl sie dem Paleo-Prinzip nicht ganz genau folgen, sind sie nah genug dran, dass wir denken, dass sie passen. Solange Sie nicht die ganze Pfanne aufessen (das wird schwierig!), sollten Sie in der Lage sein, ab und zu eines dieser Desserts zu genießen, ohne die Schuldgefühle und Gewissensbisse, die mit dem Verzehr des echten Desserts einhergehen.

- 1 Tasse Kokosnussöl
- 5 Unzen Zartbitterschokolade
- ½ Tasse reiner Ahornsirup
- ¼ Tasse ungesüßtes Kakaopulver
- 4 große Eier

- 1 Teelöffel Backpulver
- 1 Esslöffel reiner Vanilleextrakt
- 1 Tasse rohe, ungesalzene Mandelbutter
- ¼ Tasse Kokosnussmehl

1. Den Ofen auf 350 Grad vorheizen.

2. Kokosnussöl, Zartbitterschokolade und Ahornsirup in einem kleinen Topf bei schwacher Hitze vermengen. Vom Herd nehmen, wenn die Schokolade geschmolzen ist und sich verbunden hat.

3. Das Kakaopulver hinzugeben, umrühren und beiseite stellen.

4. Mit einem Holzlöffel die Eier, das Backpulver und die Vanille unterrühren. Die Mandelbutter hinzugeben und verrühren.

5. Das Kokosnussmehl unterheben.

6. Den Teig in eine 9 x 13-Zoll-Backform geben, die leicht mit Kokosöl eingefettet wurde. 30 Minuten lang backen.

7. Vor dem Schneiden und Servieren vollständig abkühlen lassen.

Ergibt 1 Dutzend Brownies

Pfirsich Slushy

Nichts ist so sommerlich wie Pfirsiche. Pfirsicheis, Pfirsichkuchen und Pfirsiche mit Sahne sind allesamt süße Leckereien, die den herrlichen Geschmack der Pfirsiche der Saison zur Geltung bringen. Dieser Pfirsich-Slushy ist ein köstliches Sommerfrühstück und schmeckt wie Pfirsich-Eiscreme. Bereiten Sie mehrere Tüten zu und bewahren Sie sie im Gefrierschrank für ein schnelles Frühstück auf.

- 8 reife Pfirsiche, geschält, entkernt und in Würfel geschnitten
- 1 Tasse Mandelmilch
- 1 Tasse Kokosnussmilch mit vollem Fettgehalt
- ½ Teelöffel Vanille
- 3 Esslöffel Honig

1. Alle Zutaten in einer großen Rührschüssel vermischen. Die Mischung in Gefrierbeutel aus Plastik oder kleine gefriersichere Behälter füllen.

2. Die Mischung über Nacht oder bis zur Festigkeit einfrieren. Zum Servieren die Masse 30 Minuten lang auf der Arbeitsfläche auftauen lassen. Die Mischung in Gläser füllen und genießen.

Für 4 Personen

Bananenbrot

Ob Sie es glauben oder nicht, dieser Laib wird ohne Getreide oder Weizen und ohne Zucker gebacken. Die Süße kommt stattdessen von sehr reifen Bananen. Wenn Ihre Bananenschalen fast ganz schwarz sind, dann wissen Sie, dass sie für dieses Rezept gut geeignet sind. Das ist zwar nichts, was man jeden Tag essen sollte, aber ab und zu kann man sich diese Leckerei ohne schlechtes Gewissen gönnen.

- 3 Tassen Mandelmehl
- 2 Teelöffel Backpulver
- 1 Esslöffel Zimt
- ¼ Tasse Kokosnussöl

- 4 große Eier
- 2 große, sehr reife Bananen
- 1 Esslöffel reiner Vanilleextrakt
- ½ Tasse Walnüsse, gehackt und geröstet

1. Den Ofen auf 350 Grad vorheizen.

2. Das Mandelmehl, das Backpulver und den Zimt in eine Schüssel sieben. Die restlichen Zutaten hinzufügen und gut verrühren.

3. Den Teig in eine mit Kokosöl gefettete Kastenform geben. 25 bis 28 Minuten backen, bis ein Zahnstocher in der Mitte sauber herauskommt.

4. Vollständig abkühlen lassen, aus der Form nehmen und in Scheiben schneiden.

Für 8 bis 10 Personen

Mehlfreier Schokoladengenuss

Dies ist ein tiefgründiger und reichhaltiger Schokoladenkuchen, der selbst die stärksten Gelüste stillen wird. Da außer der Schokolade kein Zucker enthalten ist, hat er einen intensiven Schokoladengeschmack, der nicht so süß ist wie viele andere Desserts, die Sie vielleicht kennen. Verwenden Sie die beste Schokoladenqualität, die Sie sich leisten können, und achten Sie auf einen Kakaoanteil von 72 bis 85 Prozent, um die besten Ergebnisse zu erzielen - und nicht zu vergessen, den geringsten Zuckergehalt!

- 7 große Eier
- 14 Unzen Zartbitterschokolade, gehackt
- 14 Esslöffel Kokosnussöl
- ¼ Tasse stark gebrühter Kaffee
- 1 Teelöffel reiner Vanilleextrakt

1. Den Ofen auf 325 Grad vorheizen.

2. Eine 9-Zoll-Springform mit Öl einfetten. Den Boden der Form mit Folie umwickeln.

3. Die Eier mit einem Mixer etwa 7 Minuten lang schaumig schlagen, bis sich ihr Volumen verdoppelt hat.

4. Die Schokolade und das restliche Öl entweder in einem Wasserbad oder in der Mikrowelle schmelzen, dabei häufig umrühren, damit nichts anbrennt. Den Kaffee und die Vanille hinzufügen.

5. Heben Sie die Schokolade vorsichtig unter die Eier und verteilen Sie den Teig in der vorbereiteten Form.

6. Legen Sie die Form in einen großen Schmortopf oder Bräter und gießen Sie kochendes Wasser in die Form, so dass die Seiten der Springform bis zur Hälfte gefüllt sind.

7. 18 Minuten lang backen und ein Thermometer in die Mitte stecken. Wenn es 140 Grad F erreicht, ist der Kuchen fertig.

8. Lassen Sie den Kuchen vollständig abkühlen, bevor Sie den Rand der Form entfernen.

9. In Scheiben schneiden und servieren.

Für 8 Personen

Schokoladen-Mandel-Butter-Bonbons

Wenn Sie zu den Menschen gehören, die diese Schokoladen-Erdnussbuttertörtchen lieben (und wer tut das nicht?), dann werden Sie diese köstlichen Süßigkeiten lieben, die sich überraschend gut an den Paleo-Plan halten. Sie sind zwar nicht annähernd so süß wie das, was sie darstellen, aber sie sind überraschend sättigend, und mit nur zwei Zutaten enthalten sie nichts von dem, was man in der gekauften Variante findet. Achten Sie darauf, dass die Mandelbutter, die Sie dafür verwenden, nur Mandeln enthält.

- 1 Tasse Zartbitterschokoladenstückchen
- ½ Tasse natürliche Mandelbutter

1. Schmelzen Sie die Schokoladenspäne bei geringer Hitze, entweder in der Mikrowelle oder auf dem Herd in einem Wasserbad, und achten Sie darauf, dass sie nicht verbrennen.

2. Mit einem sauberen Backpinsel die Schokolade in Bonbonformen oder Eiswürfelbehälter streichen. Für 10 Minuten in den Gefrierschrank stellen.

3. Das Blech aus dem Gefrierfach nehmen und jede Form schnell mit Mandelbutter füllen. Mit dem Backpinsel erneut die Mandelbutter auf die Oberseiten streichen.

4. Weitere 10 Minuten in den Gefrierschrank stellen. Wenn die Bonbons vollständig ausgehärtet sind, herausnehmen und servieren.

Ergibt 10 Stück

SNACKS UND GET. ```````RÄNKE

Höhlenmensch-Hummus

Während Hummus traditionell aus Kichererbsen hergestellt wird - ein striktes Verbot für die Paleo-Diät - wird diese Version mit Zucchini zubereitet. Es ist immer noch cremig und köstlich, und es ist wahrscheinlich, dass Ihre Gäste nicht wissen, dass sie all die zusätzlichen Kohlenhydrate nicht zu sich nehmen.

- 2 mittelgroße Zucchini
- ¾ Tasse Tahini
- ¼ Tasse Olivenöl
- Saft von 2 Zitronen
- 2 Knoblauchzehen, gehackt
- 1 Esslöffel gemahlener Kreuzkümmel
- Frisch gemahlener schwarzer Pfeffer, zum Abschmecken
- Gemüse, wie in Scheiben geschnittene Paprika, Tomaten, Karotten und Gurken, zum Servieren

1. Die Zucchini schälen, würfeln und in eine Küchenmaschine geben. So lange verarbeiten, bis die Masse glatt ist.

2. Tahini, Olivenöl, Zitronensaft, Knoblauch und Kreuzkümmel hinzugeben und pürieren, bis eine cremige Konsistenz entsteht. Mit frisch gemahlenem schwarzen Pfeffer würzen. Mit geschnittenem Gemüse zum Dippen servieren.

Für 6 bis 8 Personen

Gegrillte Kräuter-Oliven

Oliven enthalten viel gesundes Fett und sind eine schmackhafte Vorspeise. Sie schmecken zwar auch pur, aber wenn man sie mit Kräutern und Knoblauch anmacht, bevor man sie auf den heißen Grill wirft, sind sie etwas ganz Besonderes - perfekt für ein schnelles Fingerfood vor einem mediterranen Abendessen.

- 1 Tasse verpackte Vollöl-Oliven, gemischt
- 1 Esslöffel frischer Rosmarin, gehackt
- 1 Esslöffel frischer Oregano, gehackt

- 1 Knoblauchzehe, gehackt
- Frisch gemahlener schwarzer Pfeffer, zum Abschmecken

1. Die Oliven mit den Kräutern und dem Knoblauch vermischen. Mit frisch gemahlenem schwarzen Pfeffer würzen.

2. Einen Gas- oder Holzkohlegrill bei mittlerer Hitze erhitzen. Die Oliven in einen Grillkorb legen und 6 bis 8 Minuten grillen, dabei wenden, um sicherzustellen, dass sie gleichmäßig erhitzt werden.

3. In eine vorgewärmte Schüssel geben und sofort servieren.

Für 4 Personen

Jakobsmuscheln im Speckmantel

Dies ist eine superschnelle und einfache Vorspeise, die viele Leute lieben. Achten Sie darauf, größere Jakobsmuscheln zu kaufen, damit sie besser zur Geltung kommen, und wenn Sie sie trocken verpackt bekommen können, sparen Sie etwas Natrium und sie werden besser braun.

- 1 Pfund ungehärteter, nitratfreier, dick geschnittener Speckstreifen
- 18 Jakobsmuscheln, abgespült
- Frisch gemahlener schwarzer Pfeffer, zum Abschmecken
- Geräucherter Paprika

1. Den Ofen auf 400 Grad vorheizen. Die Speckstreifen halbieren und um die Jakobsmuscheln wickeln. Mit Zahnstochern befestigen. Mit frisch gemahlenem schwarzen Pfeffer würzen.

2. Auf ein Backblech legen und mit Paprika bestreuen. 15 Minuten backen, umdrehen und weitere 15 Minuten backen, bis sie gebräunt sind. Sofort servieren.

Für 6 Personen

In Prosciutto eingewickelter Spargel

Dies ist eine einfache Vorspeise, die schnell zubereitet ist. Sie eignen sich für alle Anlässe, von zwanglosen Zusammenkünften bis hin zu ausgefallenen Dinnerpartys, und Ihre Gäste werden sie sicher lieben. Kaufen Sie den besten Prosciutto, den Sie sich leisten können, um den besten Geschmack zu erhalten.

- 1 Pfund Spargelstangen
- ¼ Pfund Prosciutto, in dünne Scheiben geschnitten
- ½ mittelgroße Zwiebel, in dünne Scheiben geschnitten
- Frisch gemahlener schwarzer Pfeffer, zum Abschmecken

1. Den Ofen auf 400 Grad vorheizen. Den Spargel in 4-Zoll-Stücke schneiden.

2. Die Prosciutto-Scheiben auf ein Blech legen und auf jede Scheibe ein paar Zwiebelscheiben und Spargelstücke legen. Mit frisch gemahlenem schwarzen Pfeffer würzen. Die Scheiben aufrollen und die Lasche nach unten klappen.

Für 8 Personen

Teriyaki-Hühnchen-Keulen

Schmeißen Sie dieses einfache Gericht morgens in den Langsamkocher, und zum Abendessen haben Sie ein zartes, würziges, asiatisch inspiriertes Hähnchen, das die ganze Familie lieben wird. Sie können die Hähnchenkeulen auch durch ganze, in Stücke geschnittene Hähnchen ersetzen, wenn Sie dies bevorzugen.

- 8 Hühnerkeulen
- ½ Tasse Orangensaft
- ½ Tasse Kokosnuss-Aminos

- ½ Teelöffel Ingwer
- ½ Teelöffel Knoblauch
- Frisch gemahlener schwarzer Pfeffer, zum Abschmecken

1. Die Keulen in den Schongarer legen und den Schongarer auf niedrige Stufe stellen. Die restlichen Zutaten in einer kleinen Schüssel verrühren. Gießen Sie diese Mischung über die Keulen. Zugedeckt 5 bis 6 Stunden kochen, bis sie weich sind. Gelegentlich wenden, damit das Huhn gut mit der Sauce bedeckt ist.

Für 4 Personen

Frische Guacamole

Dieser einfache und beliebte Dip ist gesund, solange man ihn nicht mit frittierten Chips isst. Probieren Sie ihn stattdessen mit etwas Gemüse - Paprika, Sellerie, Karotten und Gurken eignen sich gut. Wenn Sie es aufbewahren möchten, drücken Sie etwas mehr Limettensaft darüber, bevor Sie es in den Kühlschrank stellen, damit es nicht braun wird.

- 2 reife Avocados, geschält und entkernt
- 1 mittelgroße Tomate, entkernt und gewürfelt
- ½ kleine rote Zwiebel, gewürfelt
- 2 Esslöffel frischer Koriander, gehackt
- 1 Knoblauchzehe, gehackt
- Frisch gemahlener schwarzer Pfeffer, zum Abschmecken
- Saft von 1 Limette

1. In einer mittelgroßen Schüssel die Avocados mit einer Gabel zerdrücken, bis sie cremig sind und möglichst wenige Stücke übrig bleiben.

2. Tomaten, Zwiebeln, Koriander und Knoblauch hinzugeben. Mit frisch gemahlenem schwarzen Pfeffer würzen. Vorsichtig umrühren und den Limettensaft dazugeben. Sofort servieren.

Für 6 bis 8 Personen

Energisierender grüner Saft

Fruchtsäfte sind in der Paleo-Diät zwar verboten, aber das Entsaften von eigenem Obst und Gemüse ist etwas anderes als der Kauf von verarbeitetem Saft. Dieses Getränk ist erfrischend, reich an Vitaminen und Mineralien und einfach zuzubereiten, wenn Sie einen Entsafter haben. Auch wenn man nicht zu viel davon trinken sollte, ist es ein tolles Getränk, wenn man kein Wasser mehr trinken möchte.

- 1 Salatgurke
- 1 Granny Smith Apfel
- 1 Staudensellerie
- 1 Kiwi
- Kleiner Strauß frische Minze

1. Alle Zutaten in einen Entsafter geben, in Gläser füllen und gekühlt servieren.

Für 2 Personen

Cranberry-Tee

Die meisten Menschen denken bei heißem Tee wahrscheinlich an weiße Teebeutel mit einer Schnur daran, aber in Wahrheit können Sie Ihren eigenen Tee zubereiten, indem Sie einfach Ihre Lieblingskräuter und -gewürze in heißem Wasser aufkochen und dann abseihen. Diese Version hat einen kräftigen Cranberry-Geschmack mit einer Würze, die perfekt für eine Winterfeier ist.

- ¼ Tasse frische Preiselbeeren
- 1 Teelöffel Honig
- 4 Tassen Wasser
- 1 Zimtstange
- 2 ganze Nelken
- ¼ Tasse Orangensaft

1. Die Cranberries, den Honig und das Wasser in einen mittelgroßen Topf geben und zum Kochen bringen. Die Hitze reduzieren und 10 Minuten köcheln lassen oder bis die Cranberries aufplatzen.

2. Die restlichen Zutaten hinzufügen und weitere 10 Minuten köcheln lassen. Durch ein Sieb oder Mulltuch abseihen und heiß servieren.

Für 2 Personen

Paleo "Kaffee"

Es ist zwar nicht genau das Gleiche wie Kaffee, aber Sie werden überrascht sein, wie nahe es ihm kommt. Möglicherweise müssen Sie in einen Bioladen gehen, um die Zutaten zu besorgen, aber wenn Sie jemand sind, der auf seinen täglichen Kaffee angewiesen ist, könnte dies genau der Ersatz sein, den Sie suchen.

- 2 Tassen Wasser
- 1 Esslöffel geröstete Zichorienwurzel
- 1 Esslöffel getrocknete Löwenzahnwurzel
- 2 Kardamomschoten, geknackt

1. Alle Zutaten in einen mittelgroßen Kochtopf geben, zum Kochen bringen und auf ein Köcheln reduzieren. 10 Minuten köcheln lassen.

2. Durch ein Sieb oder ein Seihtuch abseihen. Heiß servieren und genießen!

Für 2 Personen

Selbstgemachte Mandelmilch

Mandelmilch ist eine großartige Alternative zu herkömmlichen Milchprodukten, und diese einfache, selbstgemachte Version ist köstlich cremig und sättigend. Dies ist ein Grundrezept, aber Sie können es nach Ihrem Geschmack anpassen, indem Sie Datteln für die Süße oder ein wenig Vanilleextrakt für den Geschmack hinzufügen. Das ist ein tolles warmes Getränk vor dem Schlafengehen.

- 1 Tasse rohe Mandeln
- 3 Tassen Wasser, plus mehr zum Bedecken

1. Die Mandeln mit Wasser bedecken und 6 bis 8 Stunden oder über Nacht einweichen lassen.

2. Das Wasser abgießen und die Mandeln mit 3 Tassen frischem Wasser in einen Mixer geben. Pürieren, bis die Masse glatt ist.

3. Die Flüssigkeit durch ein Mulltuch gießen und im Kühlschrank aufbewahren. Dies ist 3 bis 4 Tage haltbar.

Ergibt 2 Tassen

Zitrusfrüchte-Kühler

Dieses leuchtende und zitrusartige Getränk ist einfach und schnell zubereitet. Es ist eine tolle Ergänzung zum Frühstück anstelle von abgepacktem Orangensaft oder anderen Säften, die mit künstlichen Aromen und Chemikalien versetzt sind. Es eignet sich auch hervorragend als Ersatz für eine Mahlzeit am Morgen oder Nachmittag. Für mehr Ballaststoffe können Sie vor dem Mixen etwas gemahlenen Leinsamen hinzufügen.

- 1 Tasse kaltes Wasser
- 1 rubinrote Grapefruit, geschält, weißes Kerngehäuse entfernt
- 1 große Orange, geschält
- 1 Tasse gefrorene Ananas

1. Alle Zutaten in einen Mixer geben und auf höchster Stufe mixen, bis sie glatt und cremig sind. Sofort servieren.

Für 2 Personen

Paleo Heiße Schokolade

Bei heißem Kakao denkt man vielleicht an Milchprodukte, aber er muss nicht unbedingt aus Kuhmilch und weißem Zucker hergestellt werden, um gut zu sein. Diese Version wird mit Mandelmilch, Kakaopulver und gerade so viel Honig zubereitet, dass die Bitterkeit des Kakaos verschwindet. Servieren Sie es an einem kalten Wintertag, und niemand - nicht einmal die Jüngsten - wird sich beschweren, denn es ist genauso reichhaltig und schokoladig wie jede Milchversion, die Sie je gegessen haben.

- 2 Tassen ungesüßte Mandelmilch
- 2 Esslöffel ungesüßtes Kakaopulver
- 1 Teelöffel Honig

1. Das Kakaopulver und die Mandelmilch unter ständigem Rühren zum Kochen bringen. Den Honig hinzugeben und in Tassen gießen.

2. Heiß servieren.

Für 2 Personen

Chai-Tee

Dieser zart gewürzte "Tee" hat ein warmes und beruhigendes Aroma, das perfekt ist, um sich an einem kalten Tag zu stärken. Es gibt zwar viele Chai-Sorten im Supermarkt, aber diese selbstgemachte Version hat ein komplexeres und interessanteres Geschmacksprofil.

- 4 Tassen Wasser
- 1 großes Stück frischer Ingwer, geschält und in Scheiben geschnitten
- 8 Kardamomschoten, geknackt
- 1 Lorbeerblatt

- 4 ganze Pfefferkörner
- 1 Esslöffel reiner Vanilleextrakt
- ½ Teelöffel Fenchelsamen
- 4 ganze Nelken

1. Alle Zutaten in einen Topf geben und zum Kochen bringen. Mindestens 20 Minuten zugedeckt köcheln lassen - länger, wenn Sie einen kräftigeren Geschmack wünschen.

2. Den Tee durch ein Sieb oder Mulltuch abseihen. In Tassen gießen und heiß servieren.

Für 2 Personen

Lightning Source UK Ltd.
Milton Keynes UK
UKHW050209191222
414070UK00028B/323

9 781804 142523